躁鬱人的機智生活

坂口恭平 著
謝如欣 譯

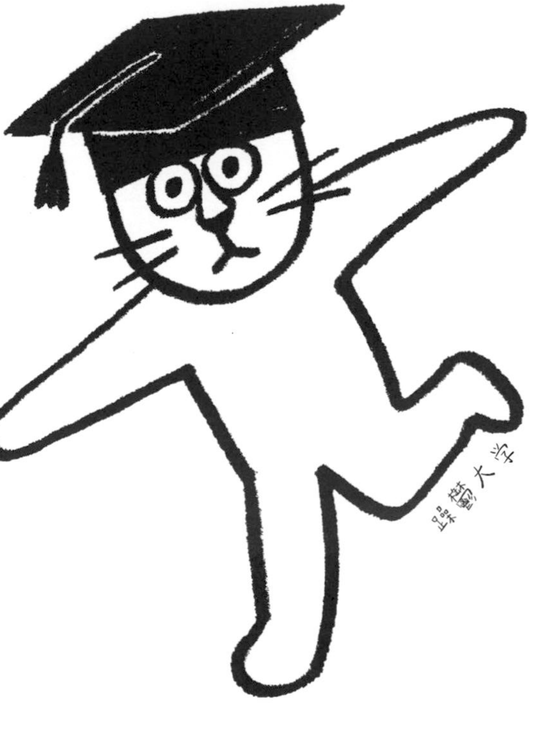

CONTENTS 目錄

CONTENTS 目錄

CONTENTS 目錄

CONTENTS 目錄

CONTENTS 目錄

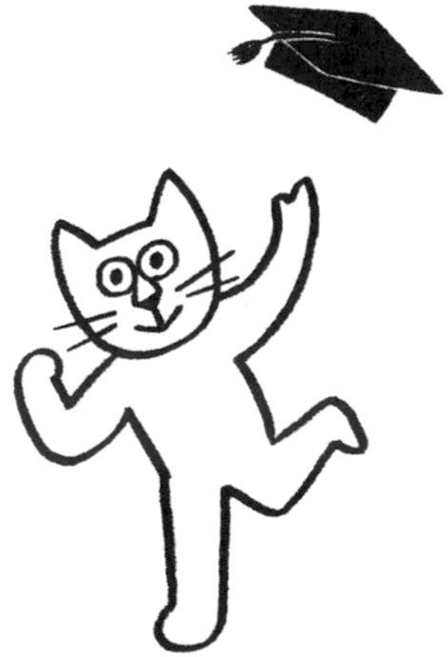

推薦序

願你找到與躁鬱和平共處的方式

王姿云

不知道拿起這本書的讀者，是因爲什麼樣的原因呢？是因爲本身有躁鬱症的困擾？還是身邊親友、認識的人有類似的困擾呢？或只是對躁鬱症好奇，想多些了解？

如果是本身有躁鬱症的困擾，或許書中有些描述會讓你覺得好像寫到自己的某些部分和症狀。如果是身邊親友有類似問題，或是想多了解躁鬱症，透過作者的描述，也可更了解躁鬱症患者在躁期和鬱期兩極間擺盪時，可能會有的心理狀態和行爲表現。

躁鬱症（Bipolar disorder），目前台灣精神醫學界翻譯爲雙相情緒障礙症或雙極性情感性疾患（簡稱雙極症），可大致分爲第一型雙極症和第二型雙極症。第一型雙極症病程中會出現至少一次躁症發作，鬱症則是不一定會發作。而第二型雙極症病程中，會有至少一次輕躁症發作，以及至少一次重鬱症發作。何謂躁症或輕躁症呢？一般典型躁症症狀包含：高亢或易怒的心情、自大、睡眠需求減少、多話、思考和說話速度加快、注意力分散、活動量增加、不計後果過度參與一些活動等。輕躁症症狀則類似，只是嚴重度較輕，一般不太會影響生活功能。

與躁症相反的另一個極端，處在鬱症的病患常有：持續出現的憂鬱心情、對所有活動幾乎都沒興趣、食欲與體重增加或降低、失眠或多眠、疲倦、罪惡感或無價值感、無法集中注意力、不尋常地猶豫不決、想到死亡或自殺。躁症和鬱症發作嚴重者可能出現精神病症狀，包含幻覺和妄想，甚至有自傷傷人之虞，嚴重者可能需要住院治療。

目前躁鬱症的治療以藥物爲主，搭配心理社會處遇（包含心理治療、家族治療等）。然而，不可諱言目前醫學治療仍有局限，雖然大部分病患經治療後症狀都可改善，但遇到壓力、季節變化或中斷治療，仍可能再度復發。多次發作後，病程也可能會慢性化。

書中有幾個章節是目前醫學上也有一些實證研究，證明可以幫助躁鬱症患者的。例如第六章〈問自己「現在想做什麼」，而非「我是什麼」〉，裡面提到安排日程表、固定作息和活動、有充分睡眠，就是目前常被提到「人際社會節奏治療」的一部分。第八章〈憂鬱的奧義．第二卷　只靠心和肺，就能讓你放鬆〉，提到練習呼吸、觀察呼吸來放鬆，也是目前常被運用作爲放鬆訓練、生理回饋或正念冥想的一種練習。

而在第二、三、四章及第十二章，作者一直強調人際的重要性，如何調適自己，面對人際壓力，找出適合自己的人際互動模式，的確在減少復發上很重要。作者在書中分享自己的經驗，讀者可以參考看看，但每個人合適的方法可能不同。就如同治療躁鬱症的藥物，對A病患有效的藥，對B病患不一定有效。

出於職業習慣，忍不住想像如果作者出現在我的診間，幽默風趣、自我調侃地描述自己的狀況及領悟到的自救方法，該多有趣！只不過如果像作者所說的只有在鬱期才吃藥，躁期就忘記服藥，這就讓人頭痛了。

如果讀這本書的讀者是躁鬱症的病友，請記得跟醫師配合治療。透過作者個人經驗的分享，希望能幫助你找到跟躁鬱和平共處的生活方式。

（本文作者爲國立成功大學醫學院附設醫院精神部、國立成功大學醫學院醫學系精神科醫師／助理教授）

前言

開啟嶄新躁鬱生活的心靈語錄

我是躁鬱症患者。雖然現在被稱爲雙極性疾患（編按：又稱爲躁鬱症。所謂雙極性是指這類病患的情緒會有兩個極端的變化，週期性地呈現躁期和鬱期），但從字面上看不出個所以然，還是用躁鬱症比較好懂。

躁鬱症有躁狀態和鬱狀態，兩者不斷輪替。這不是突發的疾病。我本來就有類似的特質、特徵，所以被診斷爲躁鬱症時也不意外，反而有種「果然沒錯」的安心感，甚至還會推卸責任，心想：「這不是我的錯，都是體質在作怪。」這些感覺我至今都還記得。

我被診斷出罹患躁鬱症是在二〇〇九年。當時我三十一歲，在東京的某間精神科診所。說是診斷，卻沒用到特殊儀器，也沒抽血檢驗。我只是告訴醫師自己的症狀，醫師就根據經驗說是躁鬱症，所以他大概也是憑直覺判斷。雖然長年培養出的直覺應該很準，但也不是百分之百正確。我想他會這麼判斷，可能是覺得當成躁鬱症來治療最容易吧。

醫師的處理方式就是開名爲鋰鹽（編按：含鋰離子的離子化合物，臨床上通常指碳酸鋰。鋰鹽在醫學上可作爲一種精神科藥物）的藥給我。我問醫師：「這種藥爲什麼有效？」他坦白說：「其實我也不太清楚。」聽說有效的原因不明，只是根據之前的臨床紀錄研判應該有效，但也不是對所有患者都有效，有人必須改服其他藥，總之充滿了不確定性。

不過我也不是不信任醫師。躁鬱症是種難以對外人言道的疾病，光是多個能說話的人，心裡就踏實不少，所以我也不想和身爲傾聽者的醫師針鋒相對。

躁鬱症患者很容易發怒，即使平時個性溫厚，還是很常大動肝火。這一點也只能慢慢想辦法了。

於是我開始接受治療，過程可說相當辛苦。

我算是以創作爲業，靈感很重要，然而靈感和躁狀態會不時重疊。進入躁狀態後，大家會對我敬而遠之，讓我變得孤單。雖然隱約覺得這樣不太妙，但因爲躁狀態和靈感混合在一塊，旁人的反應也大都是「喔，這樣很棒，繼續下去」「哇，眞厲害，你總是靈感不斷呢」「一般人也無法理解就是你能力很強的證明啊」。這讓我不免志得意滿，對所有稱讚照單全收。

我覺得自己好棒，對此深信不疑，根本沒想過那些讚美可能是恭維，甚至認爲被誇是理所當然。這種情形只出現在躁狀態（鬱狀態則完全相反）。最後我會不斷活動到筋疲力盡，什麼也做不了，然後直接倒下，陷入鬱狀態，不但電郵回不了，電話也沒辦法接。

起初我不敢公開說自己是躁鬱症患者，每天都設法矇混過去，實在有夠辛苦。正在看這篇文章的人，如果你也被診斷出罹患躁鬱症，想必也有同樣的感覺吧。眞的好辛苦！

而且，你不覺得這種辛苦很難用言語說明嗎？

因爲昨天說的話和今天想的事常會南轅北轍，在這個有一致性才算正常人的世界裡，我們變得難以生存。

我一有靈感就會直接說出口。雖然這樣的確輕鬆又開心，但到了隔天，我可能又會完全失去幹勁。這種情況頻頻發生，周遭人都知道我的想法容易一變再變，只是沒想到這麼嚴重。要是聽到我有躁鬱症，他們應該會嚇一跳吧。不，其實我也不知道他們會不會嚇到，畢竟我沒有坦承過，不過還是會擔心而感到不安。

所以我只好勉強裝成有一致性的人，也不知道到底成不成功，直到後來向周遭人確認後，才發現自己缺乏一致性，情緒起伏激烈，想到什麼就做什麼，而且很快就厭倦。其實大家從一開始就知道了！只有我傻傻地扮演有一致性的正常人，還成天擔心會穿幫。這段過往光回想就很痛苦，所以我現在已經不再演這種彆腳戲了。

我人生中有很長一段時間，都處於對躁鬱症一無所知的狀態。我只知道自己一下躁狀態一下鬱狀態，症狀反反覆覆，不知該如何是好。

後來詢問醫師，他給了我三點建議：每天服藥，不要太累，睡眠要充足。從他的立場來看，只要我遵守這些原則，可以正常工作，生活不出亂子，接下來就能順其自然了。

雖然醫師的想法沒錯，我還是想知道能讓心情更輕鬆的方法。以醫師的立場來說，他一心只想盡可能避免病患自殺，只要不自殺，就算有點憂鬱也無妨，至少比躁狀態的失控要好，但我不滿足，覺得「好拘束」。後來才發現這種「拘束感」很重要，只是當時還不明白。

躁鬱症與其說是疾病，更像是一種體質。患者即使能抑制情緒波動的強度，基本上還是無法根治，藥也得吃一輩子。在這種前提下唯一能做的，就是尋找讓自己容易活下去的方法。照醫師的想法，通常是採取偏消極的態度。當然這也算一種方法，也有效果，所以醫師才會建議大家這麼做。事實上，我也曾因此受惠。

可是，我依然感到有所不足。身體已習慣躁狀態時的萬能感，讓我忍不住想尋求更多樂趣，思考有沒有更能拓展可能性的方式。但這樣一來，我可能又會進入劇烈的躁狀態，將體力燃燒殆盡。從前我的情緒指數一旦上揚多少，就會下跌多少。**在激烈的躁狀態後，必會迎來嚴酷無比的鬱狀態**。由此看來，一味地放任躁狀態，把快樂視為唯一價值的生活，似乎錯得離譜。

那又該如何是好？我真的被搞糊塗了。

我很想解決這個問題，讀了幾本關於躁鬱症的書，但每本書的內容都一樣，醫生的話也大同小異。大概是因爲作者都不是躁鬱症患者吧。雖然症狀寫得洋洋灑灑，但像是得病的原因、處理的方式等，需要經驗才能寫的內容，市面上幾乎看不到。

書上的每個症狀我都符合，要如何處理卻隻字未提。雖然寫要每天服藥，適合哪種藥卻又因人而異。唯一能參考的，是每天必須服用特定的藥，至於如何找到合適的藥，就不得而知了。我們只能靠醫生的直覺，治標不治本。

睡眠充足，每天服藥，活動量不要太大，這些說到底都是命令和規定，讓人感覺更拘束。我始終找不到好方法，再次面臨困境。

我決定不再看那方面的書。不過當我又陷入憂鬱，痛苦難耐，不知該如何是好時，還是會去找資料，但無論怎麼找，就是沒有人寫。

就在走投無路時，我得知有位名叫神田橋條治的精神科醫師。我已經忘記當初靠什麼管道打聽到這個人，可能是拚命到處調查的結果吧。

我聽說神田橋醫師對躁鬱症有獨到的見解，也在網路上找到把他口頭分析躁鬱症的內容聽寫而成的ＰＤＦ檔。讀過後，我覺得其架構、觀點，和之前的躁鬱症文章有所區別。讀著讀著，心情放鬆了不少。

在和躁鬱症有關的事物中，能讓我這麼如釋重負的，大概就是從鬱狀態出關的那一刻吧。沒錯，在閱讀神田橋的文章時，我受到激勵，擺脫長久以來的憂鬱，卻沒有因此進入躁狀態，全身還暖呼呼的。

後來我以〈神田橋語錄〉引發的靈感為基礎，開始思考屬於自己的躁鬱症應對法，畢竟這真的很適合我的體質。

最重要的是，這語錄完全沒有「不能怎麼做」的規定，甚至明言禁止：「感到拘束是不行的。」我就是在這裡學到「拘束」一詞。這篇文章很有說服力，我不但理智上明白，身體也變得輕鬆，不再緊繃，不再拘束，可以恣意伸展。

擺脫拘束，恣意伸展——透過以往的經驗，我感覺這是非常舒暢的事。我的身體早就明白這一點。在此之前，身體其實也是透過這種方式，讓我做好了準備。

接下來，我要開始躁鬱大學的課程。

「大學」是我擅自取的名字。躁鬱症患者要活下去，必須具備稍微有別於其他人的技巧。**如果為了和其他人相同，用種種規約限制行動，每天服用合適的藥物，就算表面上能過著和普通人一樣的生活，實際上身體和內心還是會感到拘束。**

所以躁鬱症患者該想的不是給自己設限，而是學習技巧，並找出善用技巧的做法。這樣即使有躁鬱症體質，也能過上健全的生活。

如果躁鬱界也像數學界一樣，出現像秋山仁（編按：日本數學家，現任東京理科大學特約副學長，以生動有趣的教授方式聞名）這樣的老師，應該會很有趣吧。我想做的就是這個。其實我是想做成ＮＨＫ的學習性節目，不過等人找我合作也覺得拘束，倒不如照自己的想法去做，揮灑的空間更大，表現也更好。

我本來想請神田橋醫師針對躁鬱症寫些淺顯的文章，但我既非編輯，也不是出版商，再說委託別人本來就麻煩，所以決定擅自把神田橋塑造成躁鬱界的蘇格拉底，再由我擔任柏拉圖來解釋他的話，跟大家分享，同時提升自己的技巧。這就是我想從現在開始做的事。

所以，請大家準備上課！

躁鬱大學要開學囉！

參考文獻〈神田橋語錄〉（口述：神田橋條治／編輯：波多腰正隆）
http://hatakoshi-mhc.jp/kandabasi_goroku.pdf

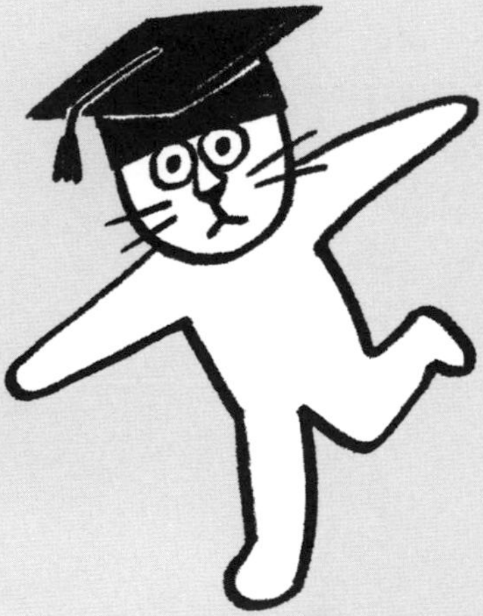

第一章
躁鬱症治不好是因為這是一種體質

那我們就開始躁鬱大學的第一堂課。

「躁鬱症與其說是疾病，不如說是一種體質。」

神田橋是這麼說的。

光讀到這一句，我的身體就莫名地變輕鬆。放鬆後，笑容也來了，不禁想：「就是這樣沒錯！」

我自己也知道這不是病，但不管讀哪本書、看哪位醫生，都告訴我躁鬱症無疑是一種病，而且「終生治不好」。

「終生治不好」是什麼意思？引發躁鬱症的原因不明，腦內哪部分出問題不明，藥物生效的原理也不明，明明一切都不明，爲何會斷定躁鬱症終生治不好？這豈不是太不負責任了？每次看到關於躁鬱症的書這麼寫，我都忍不住想發火。

不，不行，不能生氣。發現錯誤難免會生氣，但**躁狀態時不覺得自己在生氣。因爲是導正錯誤，會認爲這是「理所當然」，是「伸張正義」**。雖然只是自己一廂情願，卻渾然無所覺。

成爲導正錯誤的超級英雄後，我會飛上天空，直接去見寫出這些文章的人，質問對方：「明明什麼都不清楚，爲什麼會斷定終生治不好？如果你也承認自己寫得太誇張，就應該訂正重印才對！」換句話說，我會想寫信或打電話。不過我通常想做就會馬上去做，所以這時電話已經打出去了。反正無論如何，我都是導正錯誤的超級英雄。

總之，我就像這樣不斷行動。本來想批評「終生治不好」，卻忍不住寫了對「生氣」的看法，話題一個換一個。要是把想寫的保留到後面，又會不小心忘記，所以即使內容繞來繞去，我還是決定想到什麼就寫什麼。

爲了導正錯誤，我帶著怒意行動，這舉動乍看似乎很重要，但要是跟我一樣的躁鬱症患者這麼做，就必須注意了。

講白一點，以我的情形來說，這只是進入躁狀態的前兆，根本不是正確的行動。對其他冷靜的人而言，爲導正錯誤採取行動的確很重要，盡量做無所謂；但換作是躁鬱症患者的話，這幾乎就是進入躁狀態的證明，千萬要小心。

導正錯誤看起來是好事一樁，但躁鬱症患者的情形有些不同。至於原因我就直說了，就是**躁鬱症患者「不會爲別人行動」**。

我們的所有行動都不是爲了別人，而是徹底地「爲了自己」。講白一點，就是只考慮到自己。

不小心扯了一堆有的沒的，還請大家不要生氣。畢竟我是躁鬱症患者，而這本書就是將我一切的行爲當成躁鬱症的特徵來寫。我會這麼做是因爲躁鬱症的相關書籍幾乎只羅列症狀，沒有針對患者的行動特徵詳細描述。

我們躁鬱症患者（唉，不想再用患者形容了，乾脆叫我們「躁鬱人」吧）會陷入某種症狀，比如「浪費金錢」「想一路躺到掛」等，其實都是行動造成的後果，所以躁鬱人必須了解自己的行動特徵。我想自己或許能當成範本，就寫得詳細一點。

回歸正題。同樣的道理，雖然我的行動乍看是爲了別人，但其實都是爲了自己。所謂的「爲了自己」，就是希望身邊的人，不，最好是更多人能讚美自己：「你爲了導正錯誤挺身而出，眞棒！」**躁鬱人是爲了得到讚美而活**。每次有人說「你好厲害」時，即使只是恭維，到我耳裡就不是了。我會不帶任何偏見地照單全收。被讚美很棒，被讚美是理所當然的，因爲我非常棒。非躁鬱人應該無法理解，但我是眞的這麼想。

講到這裡，你是不是覺得我說得很準，忍不住心想：「爲什麼你能把我的內心看得那麼透澈？難不成你有超能力嗎？」

請放心，這不是超能力。我只是把自己的行爲鉅細靡遺地寫下來而已。我寫的不是別人，這就是我，而這也是你。

也就是說，這和性格無關！所謂的「躁鬱症與其說是疾病，不如說是一種體質」，就是這個意思。

比方說，我有提供名為「生命電話」的電話諮商服務。在二〇一一年建立「新政府」活動時（啊，順帶一提，建立國家的行為，當然也是躁狀態時的行動），我把自己的手機號碼公布在網路上（這種將個人隱私公諸於眾的行為，當然也是躁狀態的行動），開始接想死的人打來的電話，到現在已持續十年了。這乍看像是善心人士為了幫助想死的人而展開行動，對吧？但事實並非如此。

當然，我表面上仍是「為別人」而做。不這樣的話，躁狀態不會發動。也就是說，**躁狀態通常是由類似憤怒的情緒引發的**。

在這件事上，我起初的動機是：「雖然想死的人可以打生命線，但能打進去的人不到百分之十。這不就代表一百人中有超過九十人無法求助嗎？難怪自殺人數始終不減。為什麼會這樣？政府到底在幹嘛？看我怎麼導正這個錯誤！」

看到政府在防止自殺的政策上能拖就拖，毫無作為，我就感到火大。「為別人」採取行動的機會來了。要我怒氣沖沖地衝進國會理論，以憤怒的行動導正首相和國會議員的錯誤，也不是做不到。只不過，要是把怒氣發洩在別人身上，我們的身體就會失調。

神田橋很精確地分析了這一點。

「因爲是會察言觀色、顧慮別人的和平主義者，無法長久忍受與他人對立的關係。」

神田橋十分細膩地捕捉到躁鬱人的特徵，令我不禁懷疑他是否也有躁鬱體質。

常有人說躁鬱人「看起來很隨便，其實顧慮很多」，或是「明明是想到就去做的行動派，卻很會察言觀色」。平時表現活潑、常人做不到的事也勇於嘗試的躁鬱人，一旦被說成「察言觀色」「想很多的人」，就會覺得自己纖細的一面被看穿，感到難爲情，而這一點也是體質使然。當別人說「你其實想很多」時，我都回答「我是粗中帶細」。

只要了解自己的體質，遇到這種情形就能不爲所動，四兩撥千斤。如果把這個特徵當成個性，會以爲別人在挖苦自己有這意外的一面，氣對方爲何這麼說，進而萌生敵意，引發怒火，千萬要注意。

「感覺憤怒時，不要發洩在別人身上。」

這一點很重要，那該怎麼做呢？對自殺防治政策慢半拍這件事充滿憤怒的我思考了一番。如果對別人抱怨，一定會助長躁狀態，最後引發憂鬱。我得在不對別人抱怨的前提下，盡一切所能解決問題。於是我公布自己的手機號碼，開始親自接電話。總之不要對別人抱怨，如果有怨言，就自己去做看看。

之前說過，我對躁鬱症相關書籍上的「終生治不好」非常不滿，但我沒有對寫書的人抱怨，而是決定親自爲躁鬱症寫出更有趣的文章，所以才寫這本書。

光是讀〈神田橋語錄〉的一句話，我想寫的東西就無限膨脹。

不過我也知道，躁鬱人有多想要行爲特徵的詳細列表。如果是這種行爲清單，哪怕有幾千頁也想看。我知道，是因爲我就是這麼想。我現在寫的文章，正是打從心底想要的。我只是把自己渴求的東西寫下來，就成了所有躁鬱人想要的東西。因爲供需很明確，寫起來很開心。我沒有猶豫，沒有滯礙，發自內心地享受寫作，完全不感到拘束。

如果和神田橋對談，考量到他是精神科醫師，我不能說些有的沒的，很快就會感到拘束，所以不合作也好。

我想寫徹頭徹尾都是「躁鬱人為躁鬱人寫的躁鬱人文章」，這樣寫起來最舒暢。說到這，舒暢的感覺對躁鬱人而言也是不可或缺、至關重要的，請務必珍惜。

第二章
內心柔軟的躁鬱人必備的回話技巧

〈神田橋語錄〉的第一句就讓我靈感湧現，寫了長篇大論。我們就繼續講下去吧。

「（躁鬱症）在內心柔軟、容易受傷的人身上很常見。面對別人的態度特別圓滑，就是躁鬱症的證明。」

沒錯，我也很容易受傷。一點芝麻蒜皮的小事、親朋好友的無心之言，都會對我造成傷害，但這時我無法把受傷的感覺說出口。而且許多人在躁鬱人面前都會暢所欲言，口無遮攔。像我就常被人說：「跟你說話感覺就像跟小學同學聊天一樣輕鬆。」

我覺得這點本身很好，在團體中能發揮潤滑的作用。

我會接聽生命電話，跟這個特質也有很大的關係。可能是因爲心胸開闊，不，應該說是門戶洞開的緣故，我很容易融入別人，與他人的界線模糊，甚至付之闕如。只要聽對方訴說困擾，我會馬上當成自己的問題，或是進入對方內心，把自己變成對方，把這件事當成自己的事，開始思考解決方法。這原本是件好事，會對社會帶來正面的影響。

然而，就是太柔軟了。因爲太柔軟，有時會太過不分你我。一般人面對家人和外人時，都有某種程度的親疏之分，也通常不會輕易插手別人的事；但如果換作是我，這種人爲的分隔會瞬間瓦解。

二〇一一年三月十一日的大地震後，我創立新政府活動，並開放工作室，收容從東日本來避難的災民。這段期間我幾乎把家人擺在一旁，將全部精力投注在有困難的人身上。我常對家人的忠告充耳不聞，也越來越搞不清楚自己該重視什麼。

從上天的角度來看，不分家人外人，身邊誰苦惱就幫誰，才是最合理的。對團體而言，這種做法或許能帶來正面的影響，可是等回過神，我已經陷入躁狀態，更聽不進身旁親友的意見（其實不是沒聽進去，反而是聽得更清楚。但麻煩的是會把貼切的意見視爲限制我的枷鎖，所以才生氣）。清醒後才發現身邊空無一人的情形，也不時上演。

那該怎麼做才好？

首先要**設定燈塔，也就是不論何時對你開口，你都能聽進去的人**。因爲家人距離太近，如果情況許可，找朋友會比家人適合。

以我爲例，我選的是沒有出版社之分，每天幫我看稿子的橙書局的久子、負責這本《躁鬱人的機智生活》的編輯梅山，以及經營 CURATOR'S CUBE 畫廊、經常幫我辦個人畫展的旅人。至於詳細分工，我把跟生活有關的交給久子，和出版、公開活動、企畫有關的交給梅山，和美術有關的則交給旅人。他們三人和我既親近又有點距離，總能冷靜地給我客觀的意見。我們之間沒有利害關係，我和久子也沒有男女關係，總之沒有其他無謂的感情。

我決心要把這三人的話好好聽進去。一開始固然很難，但只要有了經驗，了解這是讓一切順利的祕訣，躁鬱人便會透過天生柔軟的內心，不斷吸收與內化。

請大家也務必找到自己的燈塔。要是一時找不到這樣的人，請立刻撥打0908106466６，由我暫代燈塔的角色。（編按：作者不通中文，還請見諒。）

另一個方法非常簡單。雖然簡單，但不知爲何對躁鬱人有點困難，那就是**別向陌生人搭話**。

比方說，有個看似來自外國的旅客站在路旁，一邊看著地圖或手機上的Google地圖，一邊東張西望。沒錯，這時我已經有「這個人迷路了，我得幫忙帶路」的念頭。我會馬上喊「哈囉！」，然後說：「你想去哪裡？我帶你去。咦？你想去那家餐廳？可是這家比較好吃，還是選這家吧。吃完飯後，你可以去這家咖啡廳。還有這間骨董店，相信你一定會喜歡。你也可以嚐嚐這裡的起士蛋糕。啊，以這家酒吧收尾也不錯。對了，我今天剛好有空，不然我先帶你去餐廳吃飯，其他地方我再畫地圖給你。最後我們就在那間酒吧會合，一起喝一杯吧。」我實在太好心了，竟然能做到這種地步。

神田橋也說過：

「溫柔對待所有生物，是他們的中心思想。這溫柔的天性和情緒波動的基因碼，大概都放在DNA的同一個位置吧。」

溫柔的確很好，但做到這種地步會疲勞。當然對方會很高興，畢竟在人生地不熟的地方遇到有人對自己這麼好，要不感動落淚都難。我在印度時也曾身無分文，差點哭出來，幸好這時遇到一個印度人，慢條斯理地把香菸和香蕉遞給我。後來我還順勢寄住他家，受到他不少幫助。

但身爲躁鬱人，這時一定要沉住氣，採用不主動向陌生人搭話的戰術。當然，要是對方主動來問：「這家餐廳在哪裡？」我們也只能舉雙手歡迎，爲對方帶路。躁鬱人有時會邊走邊想找人搭訕，這裡不妨換個方式，改成邊走邊想「不知道會不會有人找我搭訕呢」。這種感覺也很棒。爲了不讓你的溫柔外漏，請先包個尿布（也就是不主動找人搭訕）吧！

雖然我寫「會疲勞」，但這裡的「疲勞」和生氣一樣，是導致鬱狀態的原因之一。

被別人誇「好棒！」，就認為自己好棒；被別人批「你很糟」，就認為自己很糟，陷入憂鬱。「不管別人怎麼說，我就是我」的思考模式，在躁鬱人身上完全不存在。這就是躁鬱人的特性。

無論如何，躁鬱人就是沒有你我之分，對世界敞開心胸，毫無保留，見人有難就出手相助的生物。如果被自我評價過低這種劣質農場文才有的語句誤導，那就太可惜了。

躁鬱最好的藥方，就是被人稱讚「你很厲害」。這是唯一的藥方，也能帶來最大的滿足感。無論是財富、名聲，我們都不需要——不，如果金錢和名聲能讓我們被稱讚很厲害，還是要追求一下。總之，當躁鬱人自鳴得意、覺得自己很厲害時，就是最幸福的一刻。

重點是，我們這些躁鬱人要活下去，就得對自己是這種人有所自覺。只要知道這一點，就算有人說「你根本是自我陶醉」「別自戀了」，我們也不會受傷，甚至能淡然回答：「喔，你果然有這種感覺嗎？看來我真的有這種特徵。會為別人盡心盡力，無非也是希望你能誇我厲害。反正有幫到別人就好。不過要是太自戀，可能也會出問題，到時還請你提醒我一下哦！」

如果沒有他人，躁鬱人就無用武之地。這麼看來，躁鬱症和近期流行的病毒也有相似之處。只靠自己無法擴張族群，眞是沒意思。

既然如此，憤怒就只能靠忍耐了嗎？不、不，**忍耐才是躁鬱最大的天敵，越忍耐會越憂鬱**。不要忍耐，隨心所欲地做事，天眞爛漫地生活，才是上上策。那該怎麼做才好？我就是爲了這個疑問，才會寫這本書。

總之，躁鬱人要充分了解自己的特徵，帶著自覺活下去。此外，最好先擬定遭到指責時能馬上使用的制式回答，到時只要照本宣科就好。一旦學會如何回話，生氣的情況就會越來越少。請各位像記劍術招式一樣，記住各種類型的回答吧。

躁鬱人必須與人相遇，和人交談，對人和善，才有存在的意義，因此經常處於容易受人影響的狀態。但我們就是要多方面地打造圓融的人際關係，身體才會感到輕鬆。

由於內心柔軟的程度比別人強一倍，躁鬱人總希望成爲充滿靈感、而非容易受傷的人，所以我們必須培養說話技巧，知道什麼時候該怎麼回答。這樣我們就不會生氣，也更能得到躁鬱人的營養來源——別人的稱讚。

那麼，這堂課就先到這裡結束。大家可以馬上來試試今天學到的技巧。

第三章
感覺不自在時，盡快離開

由於神田橋的每句話都令我文思泉湧，有好多話想說，使得進度很慢。不過這就是我的步調。既然如此，乾脆就慢慢看下去吧。

「因為是會察言觀色、顧慮別人的和平主義者，無法長久忍受與他人對立的關係。」

這句話前面也出現過，很精確地描述了躁鬱人的特徵。因為沒有自我，有這種表現也是理所當然，不過察言觀色、顧慮他人並不完全是缺點。

躁鬱人看起來傻乎乎的，一副天眞爛漫的樣子，骨子裡卻沒這麼單純。躁鬱人以近乎異常的程度，窺伺著周遭的一切。我們的目光總是瞄準外界，設法觀察。每當在聚會人多的地方，我們都會仔細打量在場的每個人。**爲了讓自己安心，躁鬱人的目光總會優先朝向外界，而非內在。**

有沒有人感到困擾？有沒有人覺得無聊？有沒有人覺得尷尬？有沒有人感到焦慮？躁鬱人總會這樣觀察共度時光的人，像《七龍珠》裡用史考特探測戰鬥力一樣，試著偵測每個人的情緒值。一旦有人出聲，躁鬱人就會感測對方的語氣，觀察對方心情好不好、有沒有不耐煩。只要對方心情好就沒問題，可以馬上結束觀察。

換句話說，躁鬱人想確認周圍有沒有狀況不好的人。躁鬱人對團體的注意力勝過自身，會留意團體的氛圍是否和諧。如果交流不順利，我們會發揮天生的大條神經和活潑性格，試圖緩和氣氛。這樣的大條神經和活潑個性，在躁鬱人獨處時完全不會顯現。當我們獨處時，反而非常成熟、文靜。我們陽光的那一面，只會在團體中登場。

我們的個性並不陽光，但也不灰暗。我們是空殼子。聽到我這麼說，或許會有人覺得當空殼子很糟糕。請大家務必認淸楚，這就是躁鬱人的特徵。

我是空殼子。如果你是躁鬱人，你也是空殼子。我們都一樣。

當我獨處時，會六神無主，坐立難安，無法像其他人一樣享受獨處的時光。每次遇到這種狀況，我都馬上歸咎於自己的個性。理由很簡單，躁鬱人的特徵雖然明顯，卻很難用言語表達。所以，我會不斷用文字描述躁鬱人的特徵。我要把這些特徵都化爲言語，讓所有躁鬱人能視爲常識，倒背如流。

「獨處時要過得充實，細細品嘗幸福的滋味」，似乎成了人類理想的生活方式。在家打掃房間，在庭院種菜，邊裁縫邊烹飪，再把料理擺在依喜好蒐集的餐具上，一個人愉快地享用——以上情景大家都能想像吧。跟那種享受平靜又充實的獨處時光、彷彿會登上《生活手帖》雜誌的人相比，會不會覺得像我這樣的空殼子，似乎做人很失敗呢？請從今天起拋開這個偏見。那其實是另一種類型的人。

我的妻子就是那種類型的人。她獨處時完全不覺得苦，總是一邊操持家務，一邊做遲遲沒進展的刺繡，活得慢條斯理。當我說：「唉，眞想像妳一樣，一個人也能過得充實愉快。」她就馬上回答：「不，如果你是我，大概會無聊死吧。」看來我身邊的人都非常清楚，躁鬱人根本是不同類型的人。總之，躁鬱人一輩子都過不了那種平靜祥和的日子，還是從今天起徹底死了這條心吧！

我會打掃房間，是因爲家人回來會誇獎我，也可以在社群網路秀照片。烹飪也一樣，我不但拍照，更出版了食譜書。光是家人無法滿足我。我傾盡全力，就是想得到更多人的讚美。

到這裡我已經能斷言，自己就是爲了得到關注而獨處。我曾夢想能獨自度過悠閒又充實的時光，但總是事與願違，還煩惱了好長一段時間。後來才驚覺，這只是因爲體質不一樣。

躁鬱人無法把獨處的時間變充實，不過相對地，我們獨處時只要想著別人，想著讓那些人開心，就會無所不能。

請務必試試看。躁鬱人不喜歡單獨看電影，但如果每次看完電影後，都要寫長篇影評分享給朋友或公開發表，並持之以恆，達到能自詡爲影評人的程度，就算一個人也能毫不在意地不斷看電影。「因爲今天想哭，所以看催淚電影」這種只爲自己做的事，躁鬱人完全做不來；相反地，如果是向人傳達這部片子的優秀之處，或是寫下感動的點和感謝之意，以電郵寄給該片的導演和演技精湛的演員，躁鬱人就很拿手。

不管是多微不足道的行爲都無妨，重要的是讓別人看到，獲取別人的反應。只有反應是養分，其他都不是。躁鬱人對自給自足完全沒興趣。雖然沒興趣，卻以爲要這樣活才像人，於是拚命追求，把人生越搞越複雜。所以我們還是趁早放棄，切換成時時追求他人反應的人生吧。這樣不但能一切順利，自在快活，如果別人的反應不錯，還能使人生好轉。一旦好轉，就不用定期去醫院就診了。

說到躁鬱症爲何會反覆發作，就是因爲躁鬱人追求像人的生活，以爲「這才正常」。捨棄這種想法吧。我們應該做的，是充分掌握躁鬱人妙趣橫生的特徵，將這些特徵化爲言語，反覆記憶，直到能倒背如流。由於躁鬱人的腦袋不斷變動，很快就會忘記。每次忘了就再回想，再背誦，讓自己別忘記。等到能穩定地對別人採取適當行動後，躁鬱就不會復發，你也不再覺得那是病症。當情緒出現波動時，也會多一分理解，以平常心看待。

我現在正抱著嚴肅的心情，試圖把因躁鬱症自殺的人數降爲零。換句話說，我打算以「躁鬱人的特徵」取代躁鬱症一詞。這可是將目前的醫學全盤否認的驚人之舉。會想做這種事，當然也是躁鬱人的特徵。這目標非常宏大，是非比尋常的創舉，所以我今天早上也五點就醒來，不睡回籠覺直接起床，就是爲了寫這份稿子。

實際上，我在寫稿時也是獨自一人。如果能靠自己過得充實，我不會一大早起床認眞寫稿，畢竟又沒有其他人在。不過，只要想到這可能成爲助人無數的偉大事業，哪怕只有一絲預感，情況便截然不同。我知道這不是爲了自己，而是爲了別人，爲了更多人在努力，所以才會連瑣碎的工作都一手包辦。對躁鬱人而言，這樣的生活非常舒暢，彷彿自願演出《楚門的世界》（編按：楚門由金．凱瑞主演。記錄楚門的生活——由實境秀節目建構出來，並播送給全球數十萬觀眾觀賞的「現實生活」）一樣，可說是躁鬱人所能達到的最高境界。

所以憂鬱才會如此難熬。鬱狀態時，我們通常都是自己獨處，讓這段期間變成一個人發呆的討厭時光。

相信讀到這裡的人已經明白，考量到躁鬱人的特徵，在鬱狀態時保持獨處簡直是毒害自己。沒錯，是毒害。在鬱狀態時一個人唱獨角戲度日，根本是找罪受。

神田橋是這麼說的：

「當喪失自己的特色、長處時，尤其要注意。」

人在憂鬱時，本來就會覺得自己一無是處。不過，當喜歡表現、認爲取悅別人才有價值的躁鬱人獨處時，情況眞的會很糟糕。

雖然也想寫如何度過鬱狀態的訣竅，但還是先這樣進行吧。如果你現在深陷憂鬱，命懸一線，希望能早點學到訣竅，請先跳到從第七章開始的「憂鬱的奧義」，那裡寫的是怎樣才不會陷入憂鬱的方法。萬一你的情況已經很糟，請千萬別猶豫，立即撥打 09081064666 這支電話。躁鬱大學也長期提供一對一的心理諮商服務，請大可放心。雖然乍看有點像可疑的電話購物，但這是免費的。就當作被騙一次也無妨，盡量打沒關係，反正總比丟了命好。

抱歉，繞太遠了，我們再回到察言觀色、顧慮他人的地方吧。神田橋接下來這麼說：

「因爲是和平主義者，無法長久忍受與他人對立的關係。」

在躁鬱人眼中，不管是察言觀色還是顧慮他人，都是維持和平的手段。這不是爲了保持低調，也不代表本人沒有意見。躁鬱人對和平極爲重視，只要每個人都笑咪咪的很開心，躁鬱人也會笑咪咪的很開心。

躁鬱人很怕看到大家板著臉孔，默不作聲。遇到這種場面，我們會想摔個一跤或出聲嚇人，有時甚至會執行。由於我們很會看氣氛，不，是只顧著看氣氛，只要感覺氣氛沒變化，就會陷入沉默。

說到看氣氛，也許有人觀感不好。這是非躁鬱人的想法，畢竟不擅長看氣氛的人一旦看了，通常不會有好結果。不過躁鬱人是處在另一個層次，因爲我們唯一擅長的，就是看氣氛。所以，我們乾脆就別管社會的潮流，想看就盡量看吧。

之前也說過，躁鬱人是徹底地柔軟。無論現場氣氛有多糟，我們都會下意識地變形，設法熬過這場面。不過這是非常「拘束」的感覺，如果就這樣度過時光，情緒會漸漸往不好的方向偏移。

首先，氣氛若是太差，躁鬱人便完全無法說話，因爲我們會試著觀察現場所有人的反應，如果看氣氛看得不順利，內心的混亂就會加劇，演變成周圍每個人都和樂融融地聊天，唯獨自己沉默不語的情況。

這樣一來，躁鬱人自我中心的特徵就會受到束縛。抱歉，容我說句非躁鬱人會感到不中聽的話：**躁鬱人必須始終是話題焦點**，否則會坐立難安。當我們看到別人三五成群，談笑風生，自己卻只是一對一地靜靜交談時，難免會覺得不滿足。

會這麼想，並不是因爲從小養成自我中心的性格。我們的雙親一點錯也沒有，這只是躁鬱人的特徵之一。但如果你不知道這是特徵，很快就會演變成插不上話，感覺很孤單，以爲自己人緣很差的情況。你擔心把這個情況說出口後，會被批評「你眞是自我中心」，結果又害怕得不敢說，變得更沉默。

爲了擺脫這個情況，你於是改以憤怒爲手段，試圖成爲話題的主角。

躁鬱人眞是徹頭徹尾的和平主義者。即使符合正義，躁鬱人依然不擅長帶著憤怒提出訴求。有許多躁鬱人誤以爲自己很會大聲疾呼，但我們這麼做其實不是因爲擅長。至於原因，無非就是躁鬱人爲了成爲話題主角，忍不住展現出自我中心的那一面。

躁鬱人總是在找機會成爲話題焦點。說得極端一點，躁鬱人其實不在乎議題爲何，只要有奮鬥的目標就好。當然在所有政治活動中，捨棄默默承受夜夜流淚的做法，選擇指出錯誤訴求改革，都是很重要的。所以示威抗議很重要，在網路上抱怨政治人物也很重要。不過，會覺得重要的只有非躁鬱人，對躁鬱人來說根本無關緊要。

躁鬱人的特徵，就是能以極巧妙的方式，混入非躁鬱人的一般活動中（躁鬱人就是靠這樣才能勉強把基因傳下來，殘存到現在吧）。這種行爲乍看之下似乎正確，但躁鬱人越是散發怒氣，就會陷入越深的憂鬱，而且原本的目的，也不過就是想成爲話題焦點罷了。就只是這樣。

因此，當你和許多人在同一個地方，如果感覺拘束、陷入沉默，這裡就是檢查點。你是因爲感覺到憂鬱的徵兆，才會在此時發揮力量。

那我們該如何是好？答案其實很簡單。

無法成爲話題焦點時，既然放棄不了想出場的念頭，也無法用場面話敷衍過去，倒不如馬上走人爲妙。

我就是爲了導出這再簡單不過的結論，才會孜孜不倦地寫了這麼長的文章。

以我爲例，即使喝酒聚餐時氣氛很熱絡，只要一覺得不舒服（也就是發現自己成爲不了話題主角時），我就會起身說：「我喝夠了，我要回去了！」然後走到門外。這方法非常有效。後來，我更進一步得出結論，對躁鬱人來說，多人聚會根本沒必要。

只有二、三人的聚會，不，坦白說，單獨見面還是最輕鬆的。當然我也喜歡吸引眾人的目光，總之只要集中於「一點」就好。如果是自己的個人秀，人數多也沒問題。非躁鬱人可能覺得這樣太自我，但沒辦法，這就是躁鬱人的特徵。基於這個理由，我在平常生活中，雖然常常跟人單獨見面，但要是一群人約我喝酒聚餐，都一律婉拒。

我找到一個方法，就是公開宣布自己是晚上九點睡的人，這樣自然不會有人邀我晚上去喝酒。而且躁鬱人最大的敵人是睡眠不足，所以晚上九點就寢也算是一舉兩得。即使忍不住去了，大家也知道我九點要睡覺，都會準時放我回去。

如果覺得很開心，又能當話題主角，大不了延長時間。爲了滿足沐浴在眾人目光中的欲望，我不時會公開亮相，做唱歌、脫口秀的工作。這時通常都是自己獨挑大梁，不必和別人寒暄，只要照自己的想法唱歌說話，就能收工回家。活動結束後，我也不去慶功宴，反正個人秀已經讓我夠滿足了，還是悠哉地早點回家睡覺比較好。

大家應該也有覺得「唉，不想再待了」「一點都不好玩」的時候吧。只要有這種感覺，先練習馬上起身，再來確認這麼做有多舒暢。

身體一旦體會過，自然會採取比較舒服的行動，之前只是不知道而已。不斷累積經驗後，我們就能找到適合自己的方法。

都怪「以自我為中心的人不是人」之類的說法流傳太廣，讓會看人臉色、對別人的話照單全收的躁鬱人認為，「自己就是這樣，所以不行」，結果變得很低調。我要你練習的不是大膽地站在眾人面前，而是大膽地迅速離開現場。

這樣一來，你才能看清楚哪裡能讓自己成為話題主角。畢竟當局者迷，旁觀者清。找到屬於自己的地方後，可以隨心所欲地唱歌、跳舞、說話，為人們帶來喜悅。相信那裡的人對你的幽默，應該能全盤接受吧。

第四章
避免不符合資質的努力之吐露技巧

「因爲原本就是以和爲貴的人，
難免會壓抑自己的想法。
但不能一味忍耐，讓自己感到拘束。
忍耐就代表你跟這個環境合不來。
爲了做某件事壓抑自己，不符合你的個性。」

躁鬱人雖然性格豪邁，卻有非常柔軟的特性，加上注重和平，總會爲此毫不在意地變形。

因爲是無意識的行爲，本人也不會發現自己變形，所以也搞不清楚自己到底是性格豪邁的人，還是配合別人、不敢暢所欲言的人。不，豪邁也只在人前表現，私底下會覺得自己是完全沒主見的透明人。

當我們像這樣把注意力放在內在，就是逐漸偏向鬱狀態的信號。畢竟躁鬱人在躁狀態時，是完全不會反省自己的。

躁狀態時，躁鬱人不會思考「我到底是什麼」。我們會覺得我就是我，是這世上獨一無二的存在，所以不會陷入沉思。我們會想的是：「今天我想去這家店買書，去那家店買那個。爲了研究好奇的那個東西，我要去圖書館找幾本相關書籍來看，順便帶泳裝去游泳。對了，乾脆把烤肉用具也帶去，在那裡解決中餐吧。既然這樣，不如找些朋友一起來吃。打電話給那個人和那個人好了。嗯，現在就來打。」

由此可知，我們對自身一點看法也沒有，完全不會反省，也不覺得自己有哪裡需要改進。我是直到身邊的人告訴我，才察覺到這一點。

鬱狀態時，我會一直說出這樣的話：「我這地方眞的很糟。從小就一直有這種感覺。我始終抱著類似憂鬱的情緒。雖然表面上很開朗，但其實不是這樣。我心中一直很痛苦。可能是受父母影響吧。這或許都要怪父母。」不過從憂鬱出關後，當妻子問我：「你說你從小就一直很痛苦，現在還會嗎？」我卻回答：「咦？完全不會啊。我從小就畫漫畫，自己做遊戲，還在房間裡蓋房子。所以說現在做的工作，其實跟童年都有淵源。我反而還要感謝兒時的自己呢。都要怪父母？不，沒這回事啦。他們是他們，跟我又沒關係。再說我是因爲父親才對音樂有興趣，因爲母親才會關注藝術。我家裡有芹澤銈介（編按：日本染色工藝家，人間國寶）的月曆、柳宗悅（編按：日本思想家，民藝運動提倡者）修復的北海道民俗工藝家具等，雖然稱不上富裕，至少生活用品、餐具和衣物都很有品味。我的感性應該就是在這種環境中培養出來的。我唯一能說的，就只有『謝謝』。」這中間的落差實在太大了。

說個題外話，躁鬱人在鬱狀態時，一定會把「這要怪父母」掛在嘴上。我每次都有這種感覺，也曾當面對父母講過很多次。這簡直成了躁鬱人在鬱狀態時的固定戲碼。對父母說這種話，只會讓他們難過，讓我們怒火爆發，一點好處也沒有，還是別說爲妙。而且父母本身完全沒錯，畢竟我們躁鬱人在狀況好轉後，甚至還會對父母說：「啊——幸好我沒死！幸好我還活著！我能誕生在這個世界上，眞是太好了！謝謝你們生下我！」

所以，要是你說出以「我爸媽」開頭的話，表示你已陷入憂鬱。這種話除了當警訊外，毫無意義可言。

躁鬱人一定會成長。非躁鬱人就算想「我要當躁鬱人」，也不可能成為我們。**躁鬱是天生的，所以我們只要正確地掌握那些特徵，學會技巧，應用到生活上就好。**

在此之前，社會不是把躁鬱人劃分出來，而是視為一種需要治療的病症，認為只要能讓躁鬱人過著跟非躁鬱人相同的生活就好。但這是不對的。躁鬱人如果持續學習躁鬱人專用的知識，就能創造出屬於自己的快樂生活。不覺得這麼想很開心嗎？

對躁鬱人來說，光是覺得好玩、愉快，心情輕鬆，身體也會輕鬆，這就是養分。即使周遭人認為這樣賺不了錢，沒有價值，只要我們覺得舒暢，就能得到養分。玩樂本身就是學習，還有比這個更愉快的事嗎？

非躁鬱人可能會說些無心之言，比如：「不要老是玩，也要好好努力！」這時請先試著忽略，重點是不要表現出怒意。不必反駁：「為什麼要那麼說？你根本不了解我！」因為那是通往憂鬱的直達車。只須隨口回答：「我知道了！」然後到對方看不見的地方，繼續玩你的。請記得要表情凝重，也別做任何努力。

世界上有七十七億人口，而我們躁鬱人目前的已知人數據說是六千萬，只占不到百分之一，果然是貨眞價實的少數民族。所以說，要透過政治活動將針對躁鬱人的教育內容放入一般課程，幾乎是不可能的任務。

憑著蠻勁朝艱困的目標奮鬥，死命抓住機會奪取勝利的模式，完全不適合躁鬱人，還是早點死了這條心，另尋他方要緊。讓我們到感覺自在的地方吧。這樣就好。教育躁鬱人的工作，就交給躁鬱人來做。請不要對非躁鬱人生氣，就當他們是別種人類，甚至是別種生物，而且也別說「你是別種人類」，只要笑著無視，做想做的事直到膩了就好。

躁鬱人所謂的「膩」，和非躁鬱人截然不同。

躁鬱人想到某個點子後，會立刻採取行動，隨心所欲地去做。我們不求教於人，只會以自己的方式隨意嘗試，覺得好玩，感到舒暢，然後第二天就膩了。在非躁鬱人的世界，大家透過教育學到的都是「這種人不能信任」「不値得雇用」，但躁鬱人不一樣，能感到「膩」反而有技巧。「膩了」就像上天的恩惠。

即使做了不想做的事，也必須貫徹到底的思考模式，對躁鬱人只有害處。不想做的事，請別做。雖然這觀念可能和以往受的教育有點出入，但也正因如此，身爲躁鬱人的你在看到這裡時，心情應該是輕鬆大於驚訝吧。我本來就想讓你感到輕鬆，也打從心底希望你能放鬆。

你是不是一直煩惱自己沒辦法好好做呢？我要在此先向有過這種煩惱的人說聲抱歉，不好意思，躁鬱人的「好好做」是完全沒效果的；更糟的是，這還會成為憂鬱的導火線。

神田橋當然也針對這一點給出建議。

「最好別做不符合資質的努力。

『認眞做』『好好做』都會帶來束縛，最好不要。」

是不是光看到這句話，就覺得心情豁然開朗呢？想聽到的話就這樣映入眼簾，讓我如飲甘泉，全身得到滋潤。

什麼時候會覺得「一定要好好做」？簡單來說，就是不想做和膩的時候。我已經滿足了。試了一次後心情很舒暢，知道是什麼感覺，就滿足了。

「身爲人類，身爲有自尊的成年人，怎麼可以因爲膩了不想做，就馬上放棄呢？」諸如此類的話，會不時閃過腦海吧？但請注意，你不是「身爲人類」，而是「身爲躁鬱人」。要是躁鬱人如法炮製，人生眞的會變得僵硬死板，還是別做爲妙。

非躁鬱人的常識，在躁鬱人眼中卻是違反常識，無論如何都會互相抵觸。如果我們就這樣毫不遮掩地活下去，遲早會跟他們發生衝突。即使是面對家人，衝突也在所難免，畢竟躁鬱人的家人不一定都是躁鬱人。

因此，躁鬱人總會有類似孤兒的體驗。首先，雙親不是躁鬱人的情況就很普遍。即使雙親是躁鬱人，也可能沒受過針對躁鬱人的教育，甚至被當成非躁鬱人撫養長大。在這種情況下，雖然社會要他們「好好」做，他們也一直想「好好」做，但躁鬱人終究無法「好好」做，便轉而要求孩子「好好」做，讓問題越來越嚴重。

目前幾乎所有躁鬱人都處於孤兒狀態。這種情況必須解決，所以我才以生命電話的名義，公開自己的手機號碼。生命電話的功用之一，就是充當躁鬱人的孤兒院。

不過現在每一千人中就有一個是躁鬱人，如果你身邊沒躁鬱人，稍微找一下應該就能找到，由此可見我們並非完全孤單。我們和周圍的非躁鬱人，以及從小接受非躁鬱人教育的躁鬱人，都該盡量避免發生衝突。若想做到這一點，除了不做任何不符合資質的努力，更重要的是必須打造適合的環境，讓我們不必去做不符合資質的努力。

躁鬱人一味提升技巧，也不一定能過上穩定的生活，畢竟我們是少數民族。首先，我們要創造適合提升技巧的環境和土地，這是最不會讓你感到拘束的捷徑。有句俗話說「欲速則不達」，但這是非躁鬱人步步為營的人生策略，躁鬱人並不吃這一套。我們是「欲速須自達」，靠自己找出捷徑，感覺會更舒暢。

雖然躁鬱人不太會用文字呈現內心世界，但如果改用感覺來感知內心，就是我們的拿手絕活了。講白一點，**躁鬱人的語言並非言語，而是「感覺」**。這樣形容應該不為過吧。即使無法把現在的感覺化為言語，我依然能馬上知道那是舒暢還是拘束。這一點對躁鬱人來說有如羅盤，請務必牢記。

所以，請別再煩惱該怎麼說才好。你應該問自己：「現在是感覺舒暢，還是拘束？」

神田橋是這麼說的：

「第六感和直覺很優秀，會依照『喜歡』和『討厭』來生活。」

眞的是這樣。感覺不需要理由，只有舒暢和拘束的分別。

有理由、有原因，就有結果。這種像數學公式的形式，是非躁鬱人的思考模式。躁鬱人並非這樣。我們沒有固定的模式，感覺舒暢就去做。有非躁鬱人的新聞記者問我「爲什麼要這麼做」，但我總是答不出來。就算回答「也沒爲什麼，就是突然想到而已」，對非躁鬱人也不通用，他們認爲一定有理由。

要是針對這個爭執太久，只會帶來疲勞，不如先隨便編個理由吧。眞的隨意就好，反正理由都是爲非躁鬱人而存在。我們這些被迫過兩面生活的少數民族，只要隨便編個理由，非躁鬱人就會信以爲眞，自行結案。就這麼簡單。

所以，你現在也應該來問問自己：「覺得舒暢，還是拘束？」

我們的語言「感覺」，是非常簡潔明快的，相信你也會馬上明白。如果感覺舒暢，就繼續做；感覺拘束，就馬上改變。

總之，躁鬱人無法忍耐。如果生活只靠躁鬱人運作，忍耐一詞就不會存在了。之前你可能一直爲無法以言語表達而苦惱，但這其實不是煩惱。當你察覺這些無法化爲言語卻能馬上感知的「感覺」，才是屬於自己的語言時，就能看到不一樣的風景。

所以，不會讓你感到拘束的環境，就變得至關重要。環境需要地面，也就是土地。這當然不是指實際的土地。處在由周遭的無知形成的土地上，不管你採取什麼行動，都無法發揮躁鬱人天生的能力。讓身邊的人了解你，是有必要的。

那該怎麼做呢？就來「吐露」吧。把自己的感受、想做的事、厭煩的事、不想做的事，通通吐露出來吧。

我來舉個實際的例子。我在家寫作，中午過後，我會到和家裡有段距離的畫室，在那裡畫三小時的畫。我跟其他家人的作息時間不太一樣。首先從睡覺時間說起。我晚上九點就寢，這在前一章也提過，一是當成婉拒無謂應酬的藉口，二是爲了在早上四點起床。四點起床時，因爲家人都還在睡，可以不用顧慮別人專心工作。我寫到這裡的時間是早上八點二十七分，代表我已經獨處四個半小時。由於早上都莫名地忙碌，要是到八點才起床，就無法這麼悠哉了，不過凌晨四點起床就可以。

除了我之外的家人都晚睡。妻子是夜型人，其他家人也不自覺地配合她的作息。我以前認爲一家人得同時就寢，也跟著晚睡，但這樣一來就不能照自己的想法分配時間，不時會感到煩躁。我想解決這個問題，於是告訴他們：「我想照自己的步調生活看看，想嘗試晚上九點在書房自己鋪棉被睡覺。我覺得這樣可能比較舒服。」

所謂的吐露，就是直接用言語表達自己的感受。這時不必講任何理由。既然是吐露，照實講就好。只須表達感覺，說出「這樣很舒暢」或「這樣很拘束」就好，反正我也沒規定全家得一律在晚上九點就寢。**別試圖改變別人**，也是重點之一。

就算想改變別人，別人也不會改變。身爲躁鬱人的我們若是勉強行事，一定會產生怒氣。要記得，**能改變的只有自己**。躁鬱人憑著天生的柔軟，改變自己很容易。至於別人，是完全改變不了的。做不可能實現的事，會直接變成拘束感。唯有辦得到的事，才值得馬上去做。

於是，原本一直羞於啓齒的我，過起了犧牲和家人相處的時光，一個人在九點鋪被子睡的生活。這乍看之下沒什麼，要吐露卻很難。因爲躁鬱人很會替人著想，不習慣在團體中擅自行動，才會那麼在意。

當我默默在晚上九點就寢時，難免會胡思亂想，擔心家人會感到寂寞，也擔心只有我早睡的話，會讓家人以爲我覺得和他們相處很無聊。如果什麼都不交代就擅自行動，即使行動本身不受拘束，和周遭的關係還是可能受到拘束，所以吐露技巧就顯得很有用。

一旦吐露後，對方和自己都會知道這樣很舒暢。重複幾次後，我們就能透過實踐告訴周遭的人，**躁鬱人只要以不會造成拘束的作息方式生活，就能過得非常舒暢，而且讓我們敢於吐露的環境，也會越來越成形**。

等九點一到，家人都起床後，我就能精神飽滿地說：「我來做早餐吧！」

女兒小碧跟我很像，有晨型人的一面。她起得比我晚，但還算早起。只要聽到她發出聲音，我就會馬上察覺，開始在意。這點並非壞事。躁鬱人有個法則，就是如果太集中在一件事上，反而會不順利。非躁鬱人可能很難了解，但工作時稍微分心，效率眞的會提高。與其專心做一件事，不如同時做好幾件事比較輕鬆。

所以想做飯時我會做，不過今天不想做飯，想寫久一點。這時我會馬上走出書房，向小碧吐露：「雖然平常這時我會做飯，但今天想寫久一點。妳可以先自己熱飯，做點玉子燒之類的嗎？」她回答：「嗯，好啊。」我聽了很放心，現在又回來書房了。

每當採取行動或發生在意的事，都要馬上問自己怎麼做會舒暢、怎麼做會拘束，然後向周遭人吐露，說你將爲了讓自己更好過而改變自己。這過程很重要。

大家可能覺得這沒什麼，但如果能不厭其煩地配合自己做調整，將產生驚人的效果，請務必試試看。

而且詳細吐露也能成爲契機，讓周遭人更了解躁鬱人的特徵。這正是非躁鬱人難以理解的部分。你吐露越多，非躁鬱人就越不會只靠自己的常識來定義你。畢竟躁鬱人如果失控，不僅自己受苦，身邊的人也辛苦。

想盡可能舒適地生活，是躁鬱人和非躁鬱人一致的願望，只可惜雙方的感覺實在差太多。若想加深對彼此的了解，躁鬱人該做的並非改變非躁鬱人，而是朝著能遠離拘束、過得舒暢的方向改變自我，並且善用吐露大法，把想法吐露給周遭人聽。

今天的文章同樣長了點，就先到這裡吧。我也要去吃早餐了。

第五章 以「接下來我要說個故事」為開場白

「一般來說，從國、高中時代開始，就可能出現狀況好和狀況差的時期。」

的確如此。雖然我是在二〇〇九年三十一歲時，於無計可施之下去精神科就醫，診斷出罹患躁鬱症的，不過在那之前，就已經出現狀況時好時差的情形了。我從小學開始就情緒起伏激烈，但直到高中前，從沒因此請假不上學，或把自己關在家裡。躁狀態時，也只是常跑出去，表現有點脫序，問題並不大。

讓我在意的是，國、高中時代明明就有狀況好壞的分別，但不知爲何當時沒出現破綻。

其實在我的感覺中，情緒波動並沒有明顯的變化。我從小就對很多事物感興趣，也會和別人一起嬉鬧，可是當獨處時，心情會有點鬱悶、寂寞，看到大家在一旁歡笑，也會突然悲從中來。

憂鬱時，這些經驗都化爲悲傷的回憶，在腦中甦醒。

比起事件本身，躁鬱人更在乎當時的感覺。之前也提過，躁鬱人完全憑感覺生活。感覺是我們的語言，至於感覺以外的部分，可能只會依稀記得氣氛。

向別人敘述記憶時是針對事件的經過，因此躁鬱人口述的記憶幾乎都模稜兩可。雖不到捏造的程度，卻也是把記憶中模糊的印象硬湊在一起，自行編造。躁狀態最嚴重時的記憶，和小說的世界幾乎沒兩樣。**我們不是捏造，而是在創造記憶**。

當然，這些獨創的記憶，應該能有效應用在創造性的工作上——不，應該說除了這個之外，也找不到其他用途。因爲躁鬱人捏造，不，創造的記憶，早已超越記憶，重生爲新的現實，然後被非躁鬱人批評「又形容得那麼誇張」或「是你想太多」。

當你創造出許多美好的記憶，卻被非躁鬱人一本正經地否定時，請不要生氣，不要悲傷，也不必堅稱你說的都是眞的。

嚴格來說，躁鬱人的記憶的確不是基於事實的正確記憶。當然這是依據非躁鬱人信奉的「事實」來評斷的。畢竟我們是住在以非躁鬱人爲多數族群的島上，請大家心裡要有個底。

我們躁鬱人不一樣。即使記憶是屬於過去的時間，卻和未來一樣，時時刻刻都在改變和成長。

要對非躁鬱人描述過去的記憶時，雖然不能像電視、電影那樣打出「純屬虛構，並非事實」的警語，但至少能利用這一點，也就是當成故事來說就好。

在我們躁鬱人的腦中，不但過去和未來混在一起，夢境和現實也一樣。在非躁鬱人的團體中，規定必須把這些都區分清楚，因此他們非常厭惡把幻想和事實混爲一談。我們一定要明白自己是少數民族，高喊「少數民族也要自由與權利！」根本是白費力氣。在躁鬱人的眼中，世間每天都會更迭。就算爲了讓非躁鬱人能接受而在幻想和現實間畫上明確的界線，換來的也只是束縛。

討厭的事就不做。躁鬱人要完全放棄主張權利，抱著如果滅亡就算了的決心。坦白說，是生是死也無關緊要。對躁鬱人而言，生與死當然也是混在一塊，沒有分別。

我假設非躁鬱人沒看這篇文章，換句話說，這也是以虛構爲前提寫出來的。非躁鬱人眞的很無趣，不但光說不練，也無法感覺夢境中發生的是事實，所以我們得讓著他們一點。因爲躁鬱人很柔軟，能輕易地彎折扭曲，配合對方調整自己，既然如此，就別再抱著無謂的自尊，盡情切換模式吧。

總之，我們說什麼也不能主張躁鬱人的權利。所有少數民族都因此失敗不說，萬一遭到占多數的非躁鬱人呑併，到頭來還是受苦。如果有躁鬱人決定混進多數族群，假裝成病人以求生存，要知道你該走的不是這條路。躁鬱人不是只有你一個，這是從猿人時代就傳承下來的血統，甚至還可能追溯到魚類的時代。請試著想像這段歲月有多麼悠久漫長。

不用擔心，既然你是躁鬱人，就應該知道自己的記憶不等於全部的記憶，因爲我們很容易就能聽到遠古祖先的聲音。當然會有人說這是杜撰，請你也別生氣，只要笑咪咪地說：「我接下來要說個故事。」重點就只有這個。

接下來，我們回到這一章一開始的問題。

「國、高中時明明狀態時好時差，爲何當時都沒出現破綻？」

我想，應該有人在念國中、高中時就出現破綻，不過就算情緒有波動，至少都安然度過了小學時代，沒嚴重到下不了床。這種情緒有波動，但能勉強過關的狀態，能爲今後的生活提供很大的提示。請你盡量回想看看，印象很模糊也無妨。

在這裡，我要根據我的經驗來思考看看。這是我在無計可施之下只好去就醫前的經歷。由於是我的記憶，自然如前面所言，參雜了躁鬱人擅長的「創作」。總之，請記得我現在要說的，全都是「虛構的故事」。

當時我四歲，才剛上幼稚園。父親說我趁大家不注意時，獨自走到馬路上，再穿過斑馬線，進入馬路對面的模型店裡。另外，當時住福岡的我，也曾在福岡市中心天神區的天神地下街走丟，迷路了好幾個小時。

父親說如果放著我不管，眞不知道會做出什麼事。這不是在說我會搞破壞，而是欠缺恐懼感，一落單就會跑得不見人影。

不過讓我更有眞實感的，則是我常常害怕獨處的心理狀態。十九歲時，我從熊本到東京上大學，並開始極端的旅行。我曾騎著六〇年代的破機車，從熊本一路騎到東京，也曾在身無分文的情況下，一邊拿吉他在路邊唱歌賺旅費，一邊靠搭便車從熊本輾轉到函館。不管想到什麼超乎常理的事，我都會去實行，並從中得到快感。我也曾不帶錢去印度旅行，不過當時是處於「去程爽爽，回程怕怕」的狀態。剛出發時的爽快感，確實讓我很舒暢，但很快地，又對獨自旅行產生不安。

去印度旅行三週時，我才二十歲，什麼事都想體驗看看。一到加爾各答，我馬上入住廉價的青年旅社。睡在雙層床下鋪的是個澳洲人，給了我哈希什（用大麻樹脂做成的固狀物）。第一次吸的時候，我有一瞬間心情超嗨，但隨即就陷入嚴重的暈眩，只能躺在雙層床的上鋪。後來我忽然想上廁所，往下一看，發現自己離地面有十公尺高，嚇了一大跳。因爲很想尿尿，我竟然有梯子不爬，寧願閉上眼睛往下跳，還差一點撞到頭。每次在千鈞一髮之際，我都會像這樣驚險過關（這可能也是躁鬱人的特徵之一）。

在那之後，到濕婆神的聖地瓦拉納西時，那個澳洲人又邀我喝一種名爲班拉西（Bhang Lassi）的綠色優格飲品，裡面摻有大麻。店員問我：「要多大？」我回答：「給我最小的S。」沒想到這不是small的S，而是strong的S。我在不知情的情況下喝光那杯綠油油的飲料，然後在瓦拉納西的街頭失神徘徊了整整三天，實在驚險。另外，我從小就有容易想家的毛病，在印度時更是前所未有地嚴重。我不但從印度的廉價旅社打電話給當時的女友，還邊講邊哭，眞是糟透了。

總之我很容易想家，卻又無法停止嘗試冒險。這種矛盾從四歲時就一直沒變。還有，在四歲的記憶裡，每當我睡完午覺醒來都會很難受。在那種分不清是清晨還是黃昏的奇妙時段醒來，會讓我搞不清楚自己身在何方，產生類似鄉愁的情緒，並陷入極度的不安。不過要是能馬上看到雙親的臉、兄弟的臉，或環顧家裡的陳設，就會明白自己在家裡，不再有想家的感覺，情緒也逐漸平復。

然而，我總是有種不可思議的感覺，明明在家中卻想家。我常在家裡產生迷路的心情（之後我會出版小說《在家中迷路》，敘述四歲時在天神地下街迷路的往事）。這種在家中卻想家的感覺，似乎就是我最早感受到的憂鬱症狀。也因爲如此，到現在四十二歲了，還是對睡午覺有些排斥。在黃昏時分醒來時想家的心情，我仍然無法忘懷。

相反地，在清晨四、五點起來，不但完全不會想家，還感覺很舒暢。所以躁鬱人必須自我檢視，看幾點起床比較舒服。我想適合早起的人應該占多數。有不少人以爲自己是夜型人，但其實是標準的晨型人。漁夫和獵人一大清早就出去工作，這時幾乎是晚上，但他們只是早睡早起而已。

躁鬱人以前很可能是獵人。捕捉不斷在動的生物時，能充分活用躁鬱人身體和頭部會搖晃的特徵。所以當睡完午覺在傍晚醒來，或是睡過頭在快中午醒來，都可能喚醒我們基因中的記憶，讓過去的創傷復發，心想：「啊，我又睡過頭了！本來想早起去打獵的。大家都出發了吧。這下可能又要挨罵了。」當然這些都是我「虛構的故事」，請先細嚼慢嚥再吞下去哦。

去別人家裡玩的時候，會因爲環境改變而坐立難安。在朋友家留宿時，一定會開始想家。只要環境產生變化，我就會突然陷入憂鬱，所以到現在都還是很怕搬家。

念國、高中時，我也是一下瘋狂冒險，一下安靜低調，表現十分極端。當時我從沒想過自己可能得了躁鬱症。雖然有時會突然做出異想天開的事，有時會陷入想家的情緒，狀況反反覆覆，卻依然沒出現破綻。

至於原因，取決於時間和所做的事。

我和父母一起生活到高中時代。父母的時間觀念很嚴謹，不會睡到中午，再晚也會在早上八點起床。我們早上會吃早餐，午餐和晚餐的時間也很固定，洗澡時間也是大致一樣，晚上十點就寢。全家人肩並肩排排睡，所以我們會同時入睡。早上起床後上學，學校每堂課的時間也固定，主要做的事只有念書和社團活動。我高一時加入棒球社，在這之前的狀況都很不錯，直到退社後才開始變差。

由此可知，會變差是因爲我不知道在固定時段該做什麼。這就是提示。在學校做的事固然無聊，但即使無聊，在固定時段做固定的事還是很重要。

我想各位應該也有相同的感覺。「回家社」（編按：比喻未加入任何社團，放學直接回家的人）的人可能更常出現躁鬱的波動。**躁鬱人一旦閒下來，就會憂鬱；一旦覺得無聊，也會憂鬱。做什麼不重要，只要分配什麼時間做什麼事，弄得有點忙又不會太忙**，並在讀書之外安排社團等多樣化的活動，就十分理想了。

學校的課表以一堂課爲單位組成。連續兩小時上美勞很幸福，星期六上三小時課就提早放學，感覺也很棒。星期天我不會賴床，反而比平常更早起來，整天畫漫畫、玩遊戲。我做什麼都沒有一致性，不會堅持到底，對每件事也都得過且過，虎頭蛇尾，不過只要想做，就會一直做下去。還有我成績不錯，常受到誇獎。因爲是男女同校，學校裡總是有令我在意的女生、會溫柔地給我建議的女生，總之有女生就是了。

正如剛才所言，我的身體非但沒垮掉，狀況還很不錯。請注意我在十八歲前如何分配時間，其中就包含能讓你過得輕鬆的提示。

總結來說，我從四歲到念高中的這段期間，同樣有明顯的躁鬱波動。後來到東京獨自生活後，波動就變強，破綻也開始出現。我過得最舒暢的時期，應該是小學五年級，國中二年級好像也不錯。直到進入高中後，開始覺得社團活動很無聊，選擇退社，結果人就變得不對勁了。

神田橋也說道：

「如果爲了讀書考試，而減少社團和玩樂的時間，讓生活變狹隘，只會造成反效果。」

這眞的很有道理。當我們亟欲完成某個大目標時，會認爲其他事都無關緊要，最好放棄。一旦萌生社團活動和考試沒關係、沒意義，派不上用場的看法，我們就會心情煩躁，選擇退社。但其實豐富多樣的活動，能有效地分散躁鬱的波動；一旦少了這些活動，波動會在我們感到拘束的地方出現，讓我們陷入憂鬱。

躁鬱人對自己正在做的事，很容易產生「做這個沒有意義、沒有幫助，浪費時間，我想幹一番更大的事業」的想法，千萬要小心。

對躁鬱人來說，做什麼並不重要，唯一重要的是內容有多豐富。至於爲何重要，我把理由統整在第十二章，請一併閱讀。總之，請先將「種類多樣比內容更重要」的原則謹記在心。就算賺不了錢，只要種類夠豐富，對躁鬱人就有益，因爲身體會變得輕鬆。

因此，雖然校園生活乍看充滿拘束，但實際上，不管是把時間細分的做法，還是包含讀書考試、社團活動，以及經常有機會接觸異性等豐富內容，對躁鬱人都可說是穩定的土壤。

在一切都安排好的校園生活中，想必也有躁鬱人會覺得非常不自由吧。請你試著回想童年的時光。當時的躁鬱波動，應該都有順利發散出去吧。說來眞不可思議，令非躁鬱人深感拘束的校園生活，卻很適合當成範本，供躁鬱人學習如何安排「日程表」，爲以後的生活打穩基礎。雖然在學校做的事以無聊居多，但其實做什麼都無所謂，該著眼的是使用時間的方式、感興趣的事物，以及分配時間的比例。

換句話說，對已經出現破綻、被診斷爲躁鬱症的你而言，過去那段能有效分散躁鬱波動的時光，正適合在重新建構生活時拿來參考。原來能輕鬆生活的方法早就存在了。不覺得這很值得開心嗎？我自己就曾經非常開心。

下一堂課要以這些內容爲基礎，講述我是如何分配時間的。最後，希望各位也能度過美好的一天。

還有，謝謝你願意傾聽我「虛構的故事」。

第六章
問自己「現在想做什麼」，而非「我是什麼」

這堂課要講的是分配時間。廢話不多說，我們馬上開始。

首先，請回想那段躁鬱波動不至於太嚴重，每天都過得健健康康的日子。

以我來說，從國中就開始覺得波動變劇烈，上高中後更出現憂鬱的徵兆。可是，當我還是小學生時卻過得很健康。

不知道大家的情形又是如何？或許有人正深受躁鬱波動所苦，因而認定自己始終很不幸，但我想應該不至於如此才對。只要盡可能去回想，相信一定找得到健康的回憶。

不須回想得太鉅細靡遺，內容也不一定要很幸福，感覺差不多就可以了。簡單來說，就是想起每天在同樣的時間起床、吃飯、上學、聽課，放學後隨意度過，再回家吃飯、洗澡，最後沒煩沒惱地上床睡覺的日子。只要想起你有過這種超平凡的生活就夠了。考試考砸沒關係，沒朋友不要緊，相信你也一定有過這樣的日子。

以我來說，依稀記得小五時就是這樣過日子。當時不會回顧過往也不會反省，一天就這樣過去，還挺快樂的。

發現自己有過這樣的日子時，不免大吃一驚。現在的我不管怎樣都會擔心：「今天情緒是不是太嗨了？接下來會不會憂鬱？」然後就會想做很多不同的事，好讓舒暢的風吹進腦內。但在很久以前，大概十一歲的時候，我卻從來沒想過這些，光靠身旁的事物，不花半毛錢，就能度過輕鬆愉快的時光。你也用不著懷念或羨慕，只要想著「如果回到當年的生活，應該也能過得輕鬆愉快」就好。

現在我們再回到神田橋的話。

「要兼顧平穩與充實。」

讀到這句時，我的身體變得非常輕鬆。雖然平時要做的事很雜，有點忙碌，但也多虧如此，讓我能見到許多人、出遠門，做沒做過的事、去沒去過的地方，搭飛機，趁空檔在賣美味咖啡的店休息片刻、讀本書。那些快樂時光與當時的感觸，又稍微回來了。

神田橋又說，「生活一旦充實，波動就會變小」，真的是這樣沒錯。相對地，如果生活太閒，沒安排好什麼時間做什麼事，波動就會增強。

我在上一章也提過，學校對躁鬱人來說，是能輕易實現充實生活的重要環境。不過校園生活是別人安排的，即使過得再充實，記憶也不會太深刻。

躁鬱人只做想做的事，所以在學校也會感到拘束。但就算環境充滿拘束，只要把時間切細一點、內容豐富一點，弄得有點充實的話，不必勉強壓抑也能讓波動恢復平穩。而且這次我要你完全去掉會帶來拘束的部分，只幫你想做的事分配時間，然後試著按表操課，偶爾流流汗，過充實的生活。

已經有點躍躍欲試了嗎？當初發現可以這麼做時，我也曾雀躍不已。說來真不可思議，我小學五年級時就很愛做時間分配表。當時我會寫「一天的計畫」，繪製圓餅圖，標示幾點起床、幾點做什麼。後來才知道，當時我就已經在試著控制自己了。

所以，我就來回顧小五時一天的作息，當成實例吧。

首先，我早上六點起床。我在這時已經是晨型人了。一到早上七點，父母就會起床準備早餐，而我得配合他們行動，無法靜下心來，所以我會趁父母醒來前獨自起床畫漫畫。在書桌前坐定後，我首先做的不是念書，而是做跟學校完全無關、純粹自己想做的事。做了一小時後，心情會非常舒暢。我也在這時候學到，如果前一天晚上先整理好桌面，感覺會更舒適。

我們會在早上七點吃早餐。每天都會吃，從沒少過。而且我喜歡吃飯勝過麵包，只要有白飯、玉子燒和海苔，就很滿足了。吃完飯後，我會刷牙洗臉。我念的小學規定要穿制服，所以我會換上制服，背起書包，走路上學。

在學校要上五小時的課。上午上三小時，吃午餐，午休，打掃，下午上兩小時到四點，再去棒球社練棒球到傍晚，跟弟弟一起回家。因爲流汗身體很髒，一到家會直接去洗澡，然後吃晚餐，看電視，晚上十點上床睡覺。

至於下課時間，我會和朋友一起玩我做的角色扮演遊戲、畫漫畫，也喜歡打躲避球。棒球社雖然好玩，但我其實沒什麼興趣，只是因爲當時吹起一股棒球熱，大家都流行參加棒球社，我也就順勢加入了。事實上，我只要能畫畫就很幸福了。回到家後，我會和弟弟一起玩我做的棒球桌遊。比起打棒球，我反而更會玩這個，也覺得更好玩。

我的玩伴包括住在我家附近的一個朋友、會一起玩我做的遊戲的四個朋友，以及三個女生。午休時，比起去戶外玩耍，我更喜歡和女生聊天。不過和女生打情罵俏會被吐槽，老是這樣也不是辦法，所以我也會打躲避球。

至於功課，我喜歡回家後馬上寫完，在接下來的自由時間做喜歡的事。我會模仿三麗鷗，創造自己的文具品牌，還放進塑膠袋弄成像商品一樣。比起看漫畫，我更喜歡畫漫畫；比起單純看電視，我更喜歡自己做遊戲。我也有遊戲主機，但技術平平，也不沉迷，玩得很隨興。我比較喜歡想像自己會做出什麼樣的遊戲。

我就是這麼度過平凡的一天。不但非常健康，也從沒閒得發慌，更不會去想「自己到底是什麼」。比起思考這個，我更常看時間表確認「明天有什麼事要做」。

躁鬱人很不會思考「自己是什麼」，我們不太會把發生在身上的事化爲言語去感受。我說過，這是因爲躁鬱人的語言是「感覺」。既然如此，那爲什麼躁鬱人常會思考自己是什麼呢？很簡單，就是無聊。如果過得充實，心情就會很平靜，感覺舒暢，這時躁鬱人完全不會去思考自己是什麼。我們過得平穩時，唯一會想的就是，「接下來要做什麼」。

躁鬱人無法悠哉地度過空閒的時光，也無法長時間發呆、什麼都不想。也許你會想發呆看看，但那是不可能的。只有決定「接下來要發呆」，才會有發呆的感覺；即使發呆了，很快又會想到「啊，來做這個看看」，結果才發呆不過五到十分鐘，就立刻去做別的事了。

神田橋曾給出寶貴的建言：「請把生活過得像萬花筒。」我們躁鬱人應該馬上從棉被裡出來，朝充實的世界大步邁進。在開始想自己是什麼時，也要記得狠狠吐槽自己——

「我是什麼？」

這問題的答案是：「我是只能想等一下要做什麼的人。」

我們是躁鬱人，別名「按表操課族」。每天做的事大致相同，如潮水的漲退不斷重複——只要這麼想像，應該就很容易理解。光是「躁鬱人」無法呈現我們的全貌，按表操課也是我們的另一面。只要明白這一點，就能當開心愉快的生物，過著獨立自主的生活。

充實是我們的營養來源。對我們來說，無聊就代表死亡。我們一無聊眞的會死。我念小五時，不管是以什麼角度來看，都過著安定的生活，難怪沒有出現破綻。

所以，我要來排我的日程表。首先要思考的是——不，對我們來說，思考已經沒必要了。各位不必思考，用「問」的就好，問題當然是「想做什麼」。現在就來試試看，自問自答。這是非常重要的技巧，請大家都要練習看看。那我就開始囉。

「想過得充實嗎？」

「嗯。」

「首先，你想幾點起床？」

「小五時我都早上六點起床，感覺超棒的，六點應該不錯。不過我非常喜歡早晨的時光，想起得更早一點。」

「那就早上三點起床？」

「這又太早了，我不要。」

「那四點好嗎？」

「好像不錯。」

「那就決定四點吧。可是躁鬱人按表操課的睡眠時間必須滿七小時，等於晚上九點就一定要睡了。你不會覺得怪怪的嗎？」

「不會啊。要是晚上十點後才睡，反而會開始思考自己是什麼。這種情形能免則免。我眞的很討厭晚上，早睡正好。」

「那就把晚上九點就寢放進日程表吧。」

「好啊。」

「早上四點起來後，你想做什麼？」

「當然是做最想做的事了。小五時最想做的是畫圖，現在則是寫書，所以我想寫書。」

「一天寫幾張稿紙？」

「十張的話感覺會很充實，就十張吧。」

「這樣不會太勉強？你每天都寫得出來嗎？」

「如果拚命寫，應該能一天寫二十張，但這樣可能太勉強，我就減半成十張。」

「那應該沒問題才對。小五時，早上八點到中午十二點是上午的課，現在這段時間就拿來寫作吧。從早上四點寫書到八點，中間會想吃飯嗎？」

「完全不想吃。我寫作前不想吃東西。但寫完後會產生食欲，所以想吃。」

「那就訂早上八點到九點吃早餐，順便休息吧。接下來想做什麼？」

「寫完就滿足了，所以想要類似下課的休息時間。」

「那吃完早餐後，就休息三十分鐘到九點半吧。接下來想做什麼？」

「我喜歡編織，想打件毛衣。」

「想打多久？」

「一個小時有點少，一個半小時好了。」

「那就打毛衣打到十一點吧。接下來想做什麼？」

「休息時間！」

「那就休息三十分鐘，到十一點半吧。接下來想做什麼？」

「雖然順序不太一樣，不過就像午休後要打掃一樣，我也想打掃房間和洗碗。像這樣先訂好時間，利用空檔迅速打掃一下，不但房間乾淨，心情也舒暢。寫作已經讓我得到充實感，而打掃更能加強這種感覺。我喜歡這樣。」

「那就用三十分鐘打掃和洗碗吧。接下來呢？」

「我想吃自己做的午餐，也想幫料理拍照，當成作品留個紀錄。」

「很好啊。那就訂十二點到一點是午餐時間吧。接下來想做什麼？」

「我想要午休，時間最好長一點。」

「想打躲避球？」

「不，我想和女性交談。」

「你有要好的女性朋友嗎？」

「附近的橙書店有位久子小姐，她都會幫我看原稿。我想騰出多一點時間和她見面交談，最好每天都要。」

「那就訂下午一點到三點去橙書店找久子小姐談話吧。接下來想做什麼？」

「我想以下午上課的感覺，做別的工作。我有畫畫的工作，所以想在畫室作畫。我也買了電動拉坏機，就順便做點陶藝吧。」

「那就比照下午上課的模式，下午三點到四點半畫畫，之後就當成社團時間，下午四點半到六點以加入陶藝社的感覺去拉坏，如何？」

第七章 憂鬱的奧義・第一卷 憂鬱時會感嘆「我沒有好奇心」的理由

之前我們都在思考要怎麼做才不會陷入鬱狀態，但我們終究是躁鬱人，無論怎麼想方設法避免，躁鬱的波動依然不會停止，不斷消長。不過各位要是能以愉快的心情，將之前提過的躁鬱處理法融入生活，情緒波動就不會被拘束的環境壓抑，你也會慢慢記得平穩的感覺。

我們躁鬱人總認爲躁狀態很好，鬱狀態能免則免。但說來遺憾，在周遭的非躁鬱人眼中，我們深愛的躁狀態才是麻煩。

此外更令人遺憾的是，他們只會把我們看成普通的醉鬼。的確，我們嗓門很大，打電話也不看時間，一接通就劈頭說剛剛想到的點子。

而且我們躁鬱人是不折不扣的自我中心，完全不想這時打電話會不會打擾別人。對周遭的非躁鬱人，不，甚至對周遭的躁鬱人而言，進入躁狀態的躁鬱人都讓人有點困擾。

當然，在遇上危險或緊急狀況時，像這樣無所畏懼、勇於採取大膽行動的人，有時也會建奇功。實際上，躁鬱人在遇到危機時，確實能發揮驚人的力量。這一點只要看以前躁鬱人達成的豐功偉業便能知曉。不過在平常大部分的時間，躁鬱人的躁狀態都無法逃過眾人走避的命運，畢竟沒人想聽醉鬼瘋言瘋語。

由此可見，對周遭人來說，躁狀態確實惹人嫌，但反觀鬱狀態卻不會如此。至於原因，請想像一個原本會突發奇想，亂打電話，到處集資，還不斷到處搭訕的人，在陷入鬱狀態後竟開始說：「那時的我真是爛人。我已經不行了，一點自信也沒有。像我這種人沒臉出去見人，應該關在房裡才對。不，乾脆消失算了。」躁鬱人在這裡也很「過度」，這次是過度沮喪。

躁鬱人處於鬱狀態時，完全無法退一步觀察自己。也多虧如此，讓我們失去自信，聲音變小（之前的嗓門還大得像白癡一樣！），不想外出，也不想花錢（我還擔心這樣下去會變窮，要在路上討生活，甚至認爲將來一定會成爲窮光蛋），每天像膽怯的小動物般躲在家裡，縮成一團。周遭的非躁鬱人看到我們這樣，其實反而鬆了口氣。我們把鬱狀態視爲一大忌諱，變憂鬱後也會天天想死，但身旁的非躁鬱人卻暗自慶幸我們「變乖了」。

看到我們爲鬱狀態而苦，他們當然也會同情，只是一想到我們躁狀態的情形，難免又覺得：「不管怎樣，安靜了還是比較放心。」我曾試著訪問周遭的非躁鬱人，大家都這麼說。

聽到那樣的回答，老實說我很驚訝。因爲我從沒想過，原來陷入憂鬱會讓周圍的人放心。

我想大家恐怕都是這樣吧。非躁鬱人看到鬱狀態的躁鬱人時，除了擔心之外，同時也會爲我們變安分而鬆一口氣。**如果不掌握自己和周遭的認知差距，當你爲鬱狀態所苦時，會以爲周遭人都不關心你**。這種誤解可能成爲導火線，並在鬱狀態的焦慮助長下，讓你忍不住發火，要別人「多關心你一點」。

在這裡，有一個不好的消息要通知你。

憂鬱的奧義第一式：

「當躁鬱人爲鬱狀態所苦時，一旁的非躁鬱人卻因爲躁鬱人變安分，感覺如釋重負。」

明白這點後，當你感到生不如死，周遭人卻完全不著急時，就不會因爲這極端的落差而受到太大的打擊。請千萬切記。

這極端的落差，會加深躁鬱人的孤獨感。和家人在一起其實並不孤單，但在鬱狀態時，原本狀況極佳，一直感覺「啊~好舒暢~」的躁鬱人，卻開始以同樣的頻率，不斷產生「啊，好孤單」的感覺。

憂鬱的奧義第二式：

「會感覺孤單，通常是因爲鬱狀態。也就是說，不是因爲孤單陷入憂鬱，而是因爲陷入憂鬱才孤單。」

正如能量守恆定律一樣，無論是改變形態、移動，我們本身的能量都不會改變。

同樣的道理，**在躁狀態時爬得比天還高的人，在憂鬱的沼澤裡就會陷得比誰都深**。雖然聽起來嚇人，但以我的經驗來看，這的確是事實，而且無法防範於未然。因爲在躁狀態時，對鬱狀態的記憶會縮小，小到完全感覺不到，反過來也一樣。

之前講述記憶時說過，我要再強調一次，躁鬱人很矛盾，一方面非常健忘，另一方面卻什麼都記得。所以講過的事，我還是會重複講，畢竟不管重複幾次，躁鬱人都會忘記；但只要再確認，我們就會馬上想起，迅速掌握。我們躁鬱人就是這樣的人。

一旦陷入鬱狀態，表現會跟之前狀況好時截然不同。每個躁鬱人應該都知道這一點才對。如果你目前正偏向躁狀態，這一章完全不看也無妨，因爲就算你看了，恐怕也沒什麼感覺。

「鬱狀態啊，嗯，的確很難受呢。不過，就像沒有下不完的雨一樣，一定很快就能恢復精神。現在會無精打采也是一時的，只要睡個覺，馬上又會覺得我是天才，能改變一切，一切……我該睡了！」

躁狀態的我們，大概會對憂鬱的自己說這種話吧。憂鬱時的痛苦過程，可能只會留下影像記憶，至於當時的感覺記憶，則如我反覆強調的那樣，早已完全消失。

我們無法把憂鬱的痛苦，完整傳達給狀況好的自己。不，應該說，正因爲傳達不了，我們才會不知反省，下一次又採取大膽的行動。

總結來說，這種躁期和鬱期的記憶各自獨立、無法互通的狀態，是我們躁鬱人的一大特徵。或許就是因爲這個特徵，我們才能充分發揮力量。像這樣反覆喪失感覺記憶，非躁鬱人是辦不到的。而且要是不仔細確認的話，在躁期和鬱期喪失部分記憶的情形，可能連自己都不太清楚。

憂鬱的奧義第三式：

「憂鬱時禁止反省。因爲就算反省了，躁狀態時也會忘光，不會反映在今後的人生中，所以反省沒有任何好處。」

你應該已經明白，就算憂鬱時再怎麼反省，也無法完全傳達給躁狀態的自己。不過，也不要認爲這樣的自己很糟糕。

透過前面的內容，你應該有感覺了。要我把你現在的想法化爲言語嗎？你想的應該是——

「咦？爲什麼你這麼了解我？」

在聽我講課時，應該出現了幾次，甚至好幾次覺得自己的感覺怎麼會變成言語吧。到現在都能跟上腳步的你，應該會這麼覺得才對。

知道這是爲什麼嗎？我想應該有人知道了。沒錯。

憂鬱的奧義第四式：

「你厭惡自己，但那並非你的性格，而是所有鬱狀態的躁鬱人共通的特徵。」

這很重要，請牢牢記在腦中，直到倒背如流。

我所寫的都是大多數躁鬱人會有的狀況。然而，就算你完全記住，後來也一定會忘。這並非健忘的個性，而是躁鬱人體內原本就有會遺忘的設定。

你沒有錯，這不是只有你會發生的事。

當然，純種躁鬱人很少，大都是參雜非躁鬱人血統的混血兒，所以有程度上的差別。但既然你是躁鬱人，我講過的內容，應該大部分都能讓你覺得：「咦，爲什麼你知道我的想法？」

我是故意講得讓你有這種感覺的，因爲驚訝的心情會讓你放鬆。

你身上那些令你厭惡的特徵，其實只是躁鬱人特有的習慣，並非什麼終生改不了的個性。這適用於所有躁鬱人，你並非單一個案。再說，要是學會躁鬱人的生存之道，這些狀況會不斷改善，讓你越來越舒暢，到最後要不是幾乎看不出問題在哪裡，就是缺點會全部成爲長處。

但目前要談最終狀態還嫌太早，請先將「缺點會全部成爲長處」這句話記在腦子的某個角落就好。在那之前，還有很多事必須知道。

那些能讓你變得輕鬆自在，敬請期待。

進入鬱狀態後，頭腦運轉的速度和躁狀態時截然不同。許多躁鬱人會覺得憂鬱時腦子會變遲鈍，以爲這就是自己原本的樣貌。閱讀文字會變困難，但嚴格說來也不是讀不了。如果是讀神田橋的講義，應該像喝水一樣輕鬆吧。

所以說，你是處於只有想讀的東西才讀得進去的狀態。你知道我現在的話是什麼意思吧？也就是說，我也和你一樣，有過一個人長期煩惱的經驗。如果沒經驗，根本寫不出這些內容。

憂鬱的奧義第五式：

「不是鬱狀態讓頭腦變遲鈍，而是腦子不想接受沒興趣的事物。有興趣的事物才能進到腦子裡。」

躁狀態時會把一切吸收進腦中，甚至包括沒必要的事，說是白費力氣也不爲過。然而對躁狀態的你來說，就是要盡情揮霍，才能產生坐擁財富的充實感。

進入鬱狀態後，反而什麼都吸收不了。那是有待修繕的思考迴路，讓你誤以爲自己故障了。但事實並非如此。這種狀態和來者不拒的躁狀態不同，是眞的只對需要的事物才有興趣。

明明實情如此，我們躁鬱人在評論憂鬱的自己時，卻總會這麼說：

「我沒有好奇心，對什麼都沒興趣，一點都不積極，也沒有喜愛的事物，是個無可救藥的廢物。」

每個人都異口同聲這麼說，簡直像機器人一樣，連我自己也不例外。在我的非躁鬱人好友中，有個女生叫 Kazu。對我來說，她是我唯一在憂鬱時也能一起吃飯的非躁鬱人。我把這些憂鬱時的想法坦白告訴 Kazu 後，她回了這樣的話：

「這種充滿好奇心，敢做各種嘗試的狀態，我一年內可能只出現一次。而且在我看來，你雖然是鬱狀態，對躁鬱人的事還是充滿興趣呢。」

聽了這番話，我才恍然大悟。原來在鬱狀態時，我們把所有好奇心都放在尋求「躁鬱人是什麼」的答案上了。這眞是個大發現，都是託 Kazu 的福。

因爲這件事非常重要，我要再重申一次。

憂鬱的奧義第六式：

「鬱狀態時，一定會感嘆自己失去好奇心。但事實上，是因爲所有好奇心都被用來探討躁鬱人是什麼，所以分給其他事物的好奇心才會不足。」

你不驚訝嗎？我倒是嚇了一跳。

而且，其實我也知道這件事。我的確對「躁鬱人是什麼」的問題注入大量心血。雖然知道，但因爲「躁鬱症」這個病名，讓我覺得這是不能對外人道的煩惱，是性格使然，根本無計可施，於是就這樣拖泥帶水，不斷煩惱，不知該如何是好，甚至認爲生這種病乾脆死掉算了。

總之，這成了「我一個人的煩惱」。

各位，從今天開始，請揮別這種思考方式。我要對讓我領悟的 Kazu 說聲感謝。沒錯，好奇心不是沒了，正如 Kazu 所言，好奇心只是集中在某個點上。我不是在煩惱自己罹患躁鬱症的性格問題，而是為了世上據說有六千萬人的全體躁鬱人煩惱，從哲學角度來探討「躁鬱人是什麼」的大哉問。

這眞是了不起的事。原來躁鬱人在鬱狀態時，是二十四小時不眠不休地思考著躁鬱人是什麼，連覺都捨不得睡。這點並非壞事，畢竟原本那麼自我中心的我們，竟在變憂鬱後開始為全體躁鬱人思考。

聽到現在，你可能都開始覺得憂鬱期其實是「好時光」了。

鬱狀態時，躁鬱人會脫離自我中心的狀態，朝哲學發展。

這樣不是很棒嗎？但身為躁鬱人，唯獨一件事千萬別做。知道是什麼嗎？如果馬上知道答案，代表你很清楚自己是躁鬱人。現在來公布。

「太集中於一件事上，會感到很拘束，陷入憂鬱。」

只要知道答案，就會馬上想起來了吧。只有這點會成爲問題，剩下的都是美好的時光。脫離自我中心的態度後，躁鬱人反而會成爲大好人。周圍的非躁鬱人會鬆一口氣的原因，或許也不難理解了。

在「躁鬱人是什麼」的哲學問題上，我們灌注了所有的好奇心，所以才會感覺拘束。這是躁鬱人鬱狀態的另一面。讓豐富多樣的風吹進腦袋，對躁鬱人來說是必要條件。如果這前提不成立，就無法擺脫拘束的生活。

因此，我們要把凝結成一塊的好奇心打散開來。要怎麼打散？這和我們在鬱狀態時如何生活息息相關。

不小心寫太長了，等「憂鬱的奧義・第二卷」再繼續談。請先記得，你所有的好奇心，都用來探討躁鬱人是什麼了。

就算處於嚴重的鬱狀態，你還是能讀懂這篇文章吧。這當然是因爲……你正在思考躁鬱人是什麼。你會這麼糾結煩惱，並不只是爲了自己。

第八章
憂鬱的奧義・第二卷
只靠心和肺，就能讓你放鬆

鬱狀態時要如何度過一天，是躁鬱人永遠的課題。根據我個人的調查結果，似乎沒有任何一本書寫到度過憂鬱期的方法。這方面目前還沒人提出見解，研究也沒什麼進展，但躁鬱人最想知道的偏偏就是這個。

所以，我們就來徹底思考度過憂鬱期的方法吧。我也還沒找到最適當的解答。現在我不是鬱狀態，所以才能這麼悠哉地寫作；如果哪天陷入憂鬱，我就會被巨大的絕望漩渦吞噬，無心寫作，只能獨自關在房內，永無止境地苛責自己。這時一切安慰都派不上用場，就算想靠自己設法振作，思考模式依然會不斷偏往消極的、痛苦的方向，讓內心飽受挫折，無法停止否定自我。

我們先看神田橋怎麼說。

「面對不自由的情況時，如果不斷忍耐，要自己『必須振作』，躁鬱的波動就會變大。」

神田橋分析得很對。我們躁鬱人在完全陷入憂鬱前，的確會開始出現「必須振作」的想法。應該也有人是用「必須好好做」的說法吧。平常明明連偶爾反省都不會，現在卻突然像被人指使般開始反省，拚命要自己「必須好好做」「必須認眞做」「必須了解事情的嚴重性」……不覺得這模式很熟悉嗎？

在陷入憂鬱前，會有準憂鬱狀態。這階段的徵兆就是「認眞做好語」。只要看自己有沒有在說這種話，便能馬上判別出來。

「認眞做好語」並非躁鬱人的官方語言。相信大家都知道，我們躁鬱人的官方語言應該是「自由自在語」才對。

就以我的生活為題材寫篇範文吧。比方說，有人請我幫某本書寫書評，作者是我尊敬的作家，委託者是某間報社。對方希望我爲那本書寫八百字的書評，要登在週日發行的書籍特刊中。

首先，如果心情一直處於很愉快的躁狀態、輕躁狀態時，會是什麼感覺呢？我試著用「自由自在語」寫下來。

〈範文一〉自由自在語

寫書評的委託來了。這本書的作者我沒見過，但一直很尊敬他，而且委託人還是那間報社。既然是週日的特刊，我的文章應該會放在醒目的位置，說不定還會放上我的照片！我沒得過什麼文學獎，沒有光環，卻依然交出亮眼成績，可說是作家中的作家，所以那間報社才會委託我吧。這間報社很棒，有眼光會識貨。他們委託的書我還沒讀過。雖然是尊敬的作家，但他的書我一本都沒看過。沒關係，我喜歡的是他字裡行間流露的感覺，書沒看也沒差。話說我看不了書卻能寫書，實在太猛了。雖然沒人了解，不過我應該是真的厲害。看來能了解我的報社也夠猛的，所以這次我打算不看書直接寫書評。我能寫。只要把書隨便打開，不管看到什麼，都能寫出整本書的書評。說到這，我已經寫完了。雖然報社叫我寫八百字就好，不過我秉持不斷突破框架的精神，寫了一萬兩千字。我現在就馬上寄出去。即使是半夜，我還是想聽感想，立刻打了電話。

總之就是精神抖擻，自信滿滿，連無法看書都成了長處。不配合對方，而是配合自己，設法在自己的地盤上隨心所欲地生活。明明是書評的委託卻不看書，甚至超脫了書，只描述自己的感受，而且深信自己看透了那本書的本質。

實際上，我也在距離截稿日還很久的時候，就寫出長篇書評交出去過，八百字的上限還不夠用。雖然偶爾會遇上報社編輯看了很感動，決定挪出一整版刊登的奇蹟，但大部分的時候都是爲身邊人帶來困擾，被迫重寫，然後準鬱狀態就開始了。

那麼，現在就來看看，換成「認眞做好語」會怎樣吧。

〈範文二〉認真做好語

寫書評的委託來了。不，竟然來了。根本寫不出來。而且要評的書，還是那個人的新書。我沒看過那本書，也沒自信看得下去。為什麼會有寫書評的工作呢？記得在躁狀態時，我明明沒看過那位作家的書，卻以「我是這樣解讀他的作品」為題，隨機翻到某一頁看了三行，把想到的隨手寫下。應該是報社編輯在推特上看到那則評論，就來委託了。事實上，我從沒讀過那個人的書。這樣下去會穿幫吧。既然是報社的書評，必須好好寫才行，必須把書讀過才行。除了新書外，也得把過去的舊作讀過一遍才能動筆。只有把書好好讀完的人，才有資格當書評家，像我這種自稱作家、其實只是把躁狀態時突然想到的東西寫下來的突發型作者，是辦不到的。好羨慕讀得了書的人，好想成為那樣的人。躁狀態的我竟然拿讀不了書來自豪，真想揍那傢伙一頓。有夠自大的。我沒辦法像他一樣，也沒辦法寫書評。要是不工作，錢會越來越少，但我就是寫不了，好想推掉。可是，要寫信回絕也很痛苦。截稿日快到了。明明就無法好好看書，卻必須熟讀內容。我得工作才行。好想睡，可是現在不是睡覺的時候。總之不工作不行，但又做不來。我真是無可救藥，竟然說謊，說什麼因為有寫書，所以能讀書，就算讀不了，也能理解書的本質，根本是謊話連篇，虛有其表。我不想這樣。我想好好活著，認真活著。如果好好把書讀完，至少能打安全牌，寫一篇符合報社水準、讓知識分子服氣的書評。可是，就是因為辦不到，我才想推掉這次的工作，結果卻連推掉工作也辦不到。試寫了一下，只寫出一百字左右。完蛋了。明明寫不出來，卻不敢說我寫不出來。我得好好寫，既然是作家，就要像個作家。所以，我必須讀書才行。要是寫不出來，倒不如死了算了。我是個既無聊又無趣的人，也沒什麼才華，乾脆死了比較好。別說書評了，我連寫信回絕的勇氣都沒有，還是死了算了。

以我的情況來說，躁狀態和鬱狀態的落差大概是這種程度。

如果是躁狀態還過得去，但仍舊有問題，畢竟沒看書就寫書評，甚至覺得自己這樣超棒的。好在因爲文章流暢明快，還是通過了。只要有足夠的動力，別說八百字，要填滿報紙三欄也輕而易舉。

如果脫離躁狀態，降到正中央甚至更下方，就會漸漸進入「得認眞做、好好做才行」的模式。在這個準憂鬱階段，由於之前躁狀態的好表現仍記憶猶存，會有許多工作接踵而來。但事實上已進入準憂鬱的躁鬱人，會停在不上不下的微妙狀態，開始產生「得振作才行」的念頭。雖然想躺下來睡覺，或沒自信想拒絕，卻不敢說出眞心話。此外，回覆信件的速度也會變慢。之前躁狀態時，明明還回得那麼迅速。

變成這樣後，躁鬱人會開始忍耐。原本任性的我們，一旦用了「認眞做好語」，自然會開始忍耐，把任性視爲壞事。因爲經常有矮人一截的感覺，變得不敢展現自己，腦中也產生錯誤認知，把以前認爲是長處的地方全當成缺點。

神田橋是這麼說的：

「因爲（躁鬱症）是體質，會受到季節和天氣（比如換季、颱風等）、生產和月經，以及人際關係的壓力影響，以致惡化。尤其在喪失自己的特性和長處時，更需要注意。」

請先回想一下，神田橋在開頭就提過，躁鬱症與其說是疾病，更像是一種體質。這句話對我們躁鬱人來說有如神助，是一大福音，應該不至於忘了吧。而體質就是身體的特徵，會隨著身體變化天天變動。這一點也很重要。

我們首先要注意的不是心靈，而是身體，畢竟心靈很難確認。當然，心靈也算身體的一部分，可是很難正確觀察，太深入又會造成混亂，所以應該把心靈先擱在一旁。躁鬱人不擅長衡量自身的精神狀態，對於這點最好心裡要有個底。

你可能一直在推敲內心的想法，卻始終不太順利。這是躁鬱人的弱項。我們躁鬱人不但不太會推敲別人的想法，連對自己也一知半解。

這是因爲我們觀察的角度會變，無法做定點觀測。你不是不了解別人的心情，只是本身經常變動，所以當要去了解時，每次得到的結論都會不一樣。

我們對自己也一樣，有時用「自由自在語」，有時用「認眞做好語」，隨著心情不同，使用的語言也會改變。必須知道，我們是無法觀測的。**對躁鬱人來說，了解什麼是自己的弱項，然後完全不碰，是最重要的生活態度**。

就算不擅長，也得努力克服——像這種從「認眞做好語」產生的想法，只會讓鬱狀態變得更棘手，對健康有害無益，請千萬切記。反正別在鬱狀態時做有損健康的事，要做至少等躁狀態時再說。

不過，即使變成躁狀態，我們也不會想把事情認眞做好。一遇到不擅長的事，我們仍是會逃之夭夭，所以才遲遲無法克服自己的弱項。請盡快放棄掙扎，進入下一階段吧。

「絕對不做不擅長的事。」

「捨棄『克服』這個概念。」

「與其讓不會做的事變得會做，不如把會做的事做得更好，去贏得更多讚美。」就照這樣的感覺活下去吧。

既然無法觀察心靈，那我們要觀察什麼，才能感測到鬱狀態的前兆？我們需要某種容易觀察、能隨自己意思操控的媒介。

先來看看腦。腦和心一樣，都是無法控制的，鬱狀態的你應該很清楚才對。明明用不著那樣否定自己，卻總是停不下來。腦部活動乍看似乎能充分掌控，其實根本不受控，你不想去想，反而想得更多，眞是棘手的器官。我們控制不了骨骼，胃、大腸、小腸也控制不了。肌肉不可能，神經當然更不可能。

試想能輕易從外部觀察的方法。我們會把聽診器貼在胸口上，確認心跳聲、心跳數和呼吸聲。換句話說，就是心臟和肺。這兩處是可以觀察的。不管躁鬱人的情緒如何變化，都能針對這兩處進行定點觀測。而且除了觀察外，躺下時心臟也能放鬆。至於肺，我們能暫停呼吸，也能深呼吸。由此可見，只有心臟和肺是我們能自行控制的。

所以，最適合用來推敲身體、體質的方法，就是觀察心臟和肺。這件事非常重要，請牢記在心。另外，躁鬱人不時會陷入沒自信和否定自我的情緒中，想擺脫又擺脫不了，結果徒增疲憊。這時要把注意力集中在心臟和肺，溫柔以待。相信這件事每個人都能做到。

當孩子陷入對死亡的恐懼時，我都教他們深呼吸的方法。找地方躺平，讓心臟穩定下來，極力減少吸氣的次數，緩緩增加吐氣的量。這連小孩都能做到，效果也最好。

要治療被視爲心理煩惱的情緒問題，只要像這樣對心臟和肺的運作進行調整，就有可能辦到；或者該說，也只有心臟和肺能做得到。無論你再怎麼用理智和言語控制自己的躁鬱體質，都是白費力氣。不擅長的事就別再做了，把會做的事做得更好才重要。既然光靠心臟和肺就能讓你放鬆，那就多做幾次，變得更擅長吧。

躁鬱人從躁狀態轉成鬱狀態時，講話方式會從「自由自在語」變成「認眞做好語」。如果發現這個訊號，就知道自己進入準憂鬱階段，要開始觀察身體。

依我的經驗，陷入憂鬱前一定會疲憊。當躁鬱人因拘束而活動受限，躁狀態時又勉強自己活動，就會產生疲憊。

關於擺脫拘束的方法，之前的章節都有提到。接下來我們需要的是應付疲憊的對策。而唯一對疲憊有效，也是效果最好的對策，就是觀察和掌控心肺。

現在就來說明觀察和掌控的實際做法。

首先，請張開雙腳站立。躁鬱人的身體總是非常用力，有多少力氣就用多少，就算要我們放鬆力道，我們也做不來，所以這時就要應用鈴木一朗站上打擊區時的放鬆法。不是放鬆肩膀，而是彎曲膝蓋，釋放膝蓋的力量。你應該有感受到身體一沉，連肩膀也放鬆的感覺。放鬆力道後，感覺就變輕鬆了吧？

躁鬱人就是這麼用力地生活。事實上，我們光活著就累。

當然這些全是我的推測，就算有錯，醫學也無法證明。但這種事根本無所謂。我會這麼說，是因爲躁鬱症本來就沒什麼醫學根據。總之我們唯一能做的，就是觀察心臟和肺。

在放鬆力道的瞬間，應該能感覺到心臟、肺、胸腔一帶變輕鬆了，對吧？只要多做幾次，就會明白；只要多留意一點，你就會馬上知道。請將意識集中在心肺上，再放鬆膝蓋看看。

怎麼樣？明白了嗎？

一旦放鬆力道，心臟和肺就會高興。但這樣身體還是會用力，畢竟我們採的是站姿。

躁鬱人常常想站起來活動。在躁狀態時，躺著是最無聊、最忌諱的事。我們會亢奮到睡不著也不想睡，幾乎一整天都站著度過。

這裡我們來思考一下肌肉是如何運作。從心臟輸入的血液，乘載著由肺部吸入的氧氣，透過血管到處運送。當我們站著時，身體的肌肉無法休息，心臟和肺自然也得不到休息，成了二十四小時營業的便利超商。至於鬱狀態，則是要入侵這個不眠不休的城市，發揮類似病毒的作用，讓城市機能停擺。

那麼，請你試著「呼籲自律」。雖然用呼籲自律一詞怪怪的，不過我們的確能呼籲身體自律。

要怎麼做呢？很簡單。

只要躺下來就好，這樣心臟就不必拚命把血液送到腳部又抽回來。只要躺平，全身的高度就會相同，不必違抗重力硬把血液打上去，心臟的負擔也會明顯減少。

所以，下次試著躺平吧。用你優秀的感受力，感受一下有什麼變化。

躁鬱人擅長想像。請想像工人在東京鐵塔拚命爬樓梯，上上下下搬運貨物的景象；而躺平後，高塔變成大平房，在哪邊運送貨物比較輕鬆，應該一想就知道。躺下來時請做這樣的想像，就會感覺心肺放鬆的效果更爲顯著。這就像心臟泡在溫泉中時，我們也會發出「呼哈——」的聲音，感覺身體放鬆力道，變得輕鬆一樣。

好啦，你也來體驗看看。**體驗是躁鬱人的生命**。我們不但喜歡體驗，要是透過體驗知道以前不知道的事，還能緩和憂鬱。**光是知道不知道的事，就是一種治療**。

怎樣？是不是輕鬆到讓你懷疑之前爲何要站著？這可是觀察和掌控的重要範例。

現在你正在放鬆。會放鬆是因爲躺下來。不過光是放鬆膝蓋，也能變輕鬆。躁鬱人在年幼時經常故意跌倒，讓大家嚇一跳。當時我們也是很自然地做出放鬆膝蓋、橫躺下來的動作，可見那是一種嘗試啓動自癒力的行爲。

這是躁鬱人的神祕之處。既然久違地想起往事，我們也來假摔一下，倒在地上看看吧。

用力站著和躺下來，請試著比較這兩種狀態，觀察變輕鬆的程度，再問自己這樣如何。

「我問你喔，你現在想站著，還是想躺著？」

如果想站著，表示你依然處於躁狀態。既然腦內啡都分泌了，躺也躺不住，還是到外面盡情發洩比較好。反正擋也擋不了，愛怎麼做就去做吧。請盡量做想做的事，同時也記得不時假寐一下。

如果想再多躺一下，代表你可能累了。即使心情不差，還是累了。

這一點非常重要。只要事先察覺自己累了，給予適當的處置，就能在變憂鬱前穩定下來。就算陷入憂鬱，只要放鬆力道，感覺也會比用力時輕鬆。

有方法能讓你一邊躺著，一邊放鬆得更徹底。現在你是仰躺著，對吧？請維持這個姿勢，張開雙手雙腳看看。過程中有什麼變化，在腦中試著想像，這樣便能知道哪種姿勢感覺最輕鬆。我是將手腳盡情舒展時最放鬆。當然這因人而異，畢竟每個人的心臟和肺都不同。請找出能讓你最放鬆的躺法。我偶爾會覺得趴著比仰躺輕鬆，而同樣是仰躺，有時把毛巾捲成棒狀放在腰下，將腰部稍微墊高，也會比較放鬆。

再來，要經常確認躺下前和躺下後心情有何變化、心臟的負荷有何變化，是否變輕鬆。經常觀察前後的改變，就是一種治療。這也是躁鬱人喜歡知道新事物的習性使然。

容，但因爲網路上沒有什麼值得參考的文章，導致我們只能去躁鬱症統整網站之類的地方，而上面只有那些蹩腳作家的沒用文章、了無新意的網站站主用來賺點閱數的沒用彙整，只能一邊瀏覽，一邊在心中暗批沒用。

爲什麼我會知道，當然是因爲我就是這樣。那我在憂鬱時是如何度過的呢？今天就來揭露自己沒用的這一面。

變憂鬱前會有準憂鬱狀態，而在準憂鬱階段前，一定會進入躁狀態。我想可能有人已經知道，躁狀態時的我眞的很猛。當我明確感受到躁狀態時，一天能產出相當於一千張稿紙的長文，而且幾乎都是在推特上寫的，因爲我很想讓別人看到我的想法。另外，只要有點子出現，在出現的瞬間，不，更進一步，是在說出點子前，我就已經打電話給人，宣布自己想到好點子，要實際做看看了。

不過最近周遭人也學到，我會突然打電話去，很可能是處於躁狀態，所以一開始就不接電話。雖然有點寂寞，但也是無可奈何的事。非躁鬱人和躁狀態的躁鬱人在一起會很累，畢竟躁狀態的我們二十四小時都是醉鬼，加上不是眞的酒醉，所以不會睡著，一直處於近似嗑藥的狀態。任誰都不想跟這種人相處吧。而且有時還會插手管閒事，跟人發生爭執，實在麻煩得要命。

這種情形要是越演越烈，朋友會跑光光。一旦沒了朋友，躁鬱人會陷入更深的憂鬱，難以自拔，所以我決定這麼做：

「先設定躁狀態時如果靈感來了，要打電話給哪些人。」

這種做法，就跟用電腦時的初期設定一樣。

我們是完全憑感覺生活的人，要是不先這麼設定，在躁狀態和鬱狀態時，還是會依感覺行動。如果想每次都做不同的嘗試，這樣倒是無妨，但如此一來，我們會變得毫無章法。我們原本就是沒什麼章法的人，萬一腦袋運作又失常，結果更是會一塌糊塗。有很多躁鬱人就因爲這樣，被周遭人誤以爲是亂來的人。不過只要做好初期設定，就沒問題了。

做好初期設定後，一定要寫在紙上，貼在牆上。你要知道，把這些記在腦中是沒用的。躁鬱人的腦袋已經超越漿糊，成了沙堡，風一吹就變形，必須時時備妥外接硬碟才行。

我之前也說過，我是從事把自己的文學、美術、音樂和其他領域的靈感化爲實體（這也是治療的一環）的工作。我每天都會做出大量的作品，再以附加檔案的形式，配上訊息寄給負責的朋友。把靈感依照類別告訴朋友，是我每天的例行公事。其中關照我最多的是橙書店的久子。我對她說每次把靈感付諸實行前都會先聯絡她，她也答應：「不管幾點，你都可以聯絡我。」

請將發散精力的出口，盡量局限於一個。反正你的想法總是無限擴散，即使出口只有一個，只要流動順暢就不會形成拘束感。

但是，正因爲這樣，當出口的人必須會關注你才行。由於躁鬱人很會引起別人注意，要找到一個這樣的人應該不難，只是憂鬱時會連這點都忘記，所以初期設定必須在非憂鬱期先完成。

那現在該怎麼辦？有這種問題的人，請打電話給我。應付憂鬱的對策，可不能拖到憂鬱時才來想，一定要先把憂鬱前擬好對策的重要性謹記在心。不過現在對鬱狀態的你這麼說，似乎苛刻了點，而躁狀態的你也不會把我的話聽進去。當你不擔心下次會再陷入憂鬱時，這些忠告就毫無作用。

此外，我還爲憂鬱時期做了另一個準備。大家都知道，變憂鬱後會完全無法出門，而之所以出不了門，除了身體不能動之外，在意別人的眼光更是原因之一。

講白一點，身體是能動的。啊，這件事不用告訴非躁鬱人。如果你說身體其實能動，別人就會請你做些小事，比如「那去洗碗吧」「至少早上來工作」之類的，絕對要避免。**憂鬱時，別讓人逮到機會請你做事，連小事都不行**。當然你想做是無所謂，但只要不想做，再小的事也不能做。

說到身體，沒錯，其實是能動的。雖然我們會找各種說詞，宣稱自己「下不了床」「無法起身」「睡得像死人一樣」，但這些行爲並非迫於無奈，而是出於自願。我們就是想躺著，不想離開被子，不想起身，像死人一樣癱在床上。嘴上說想死，其實是想跟死了一樣躺在床上，不吃飯，不洗澡，不見人，不工作，只要躺著就好。

一旦察覺到這一點，度過憂鬱期的方式就會改變。請大家也把自己不能做的事寫下來，再次確認那些是否全是欲望的表徵。

【鬱語】→【意思】

不能出門→不想出門。

不能離開被子→不想離開被子。

想死→想像個死人，什麼都不做。

自己什麼都做不到→什麼都不想做。

連簡單的打掃都做不到→不想打掃。

人生沒有意義→現在不想追求任何意義，只想悠哉地活下去。

由此可知，其實你並非什麼都做不了，但要注意的是，非躁鬱人聽到這句話時，都只會說「那就做啊」之類的。非躁鬱人這種「既然知道自己能動，還不馬上行動」的論調，只會讓情況更惡化，千萬別聽進去。所以，切記別一時口快，說出「其實我身體能動，但現在想待在棉被裡，所以才說想死」之類的話。

總之，保持現狀就好。你並沒有錯。有錯的不是你，而是對鬱語的解讀。換言之，這是語言能力的問題。

躁鬱大學是涵蓋心理、體能、技術，匯集各領域學問的大學，而我的專長是語文，專業領域是研究鬱語。鬱語沒必要讓別人理解，因爲鬱語是你眞正的想法透過國語變形而成的語言。

雖然乍看是國語，聽在非躁鬱人耳裡也是不折不扣的國語，但其實意思並不同，有很多甚至完全相反。如果把鬱語說出口，會成爲聲音，影響你的腦子，讓你無意間把鬱語直接當成國語來解釋，所以最好別用說的。

可是，非躁鬱人依然會質問你。當他們問：「你是不是不想出門？」點頭就好。行動時，你要當自己是間諜，不能輕易說出眞心話，因爲一旦說了，很可能會被不了解的人蓋上「只是愛偷懶」的烙印。當你想睡時，照以前那樣嘀咕「好痛苦，不想出棉被」就好，不過也要記得這與事實不同。這就是今天要學的技巧。你要經常以同步翻譯的感覺，試著和憂鬱的自己交談。身體應該能動才對，請確認看看。

以我爲例，我會馬上自慰。明明因爲憂鬱情緒低落，卻不知爲何能自慰。講白一點，如果有漂亮的大姊姊來，身上一絲不掛，溫柔地撫摸我的全身，幫我脫掉睡衣，用嘴巴含住，舔上三十分鐘，然後騎在仰躺的我身上恣意擺動腰肢，達到高潮的話，我大概就會馬上擺脫憂鬱了——當然以上純屬個人想法。

總之身體能動，也有性欲，但感覺很拘束。如果能不顧一切伸展羽翼，讓世界照自己的理想運作，憂鬱馬上就會好了。而且，和那個大姊姊縱情享樂一段時間後，應該就能恢復精神，萌生「有妳在，我會努力工作」的念頭。

我們躁鬱人最喜歡舒暢的感覺。躁鬱人眞的很愛成人話題，說開黃腔是躁鬱語也不爲過。我接生命電話時偶爾會被罵，說他都憂鬱到想死，情況很嚴重，我怎麼還有心情開玩笑。眞的很抱歉，我是連在葬禮上都會笑出來的笨蛋。唯一的例外是祖父的葬禮，因爲祖父生前曾說「我死了要笑啊」，大家才會在他的遺體前打麻將，只是氣氛到最後又莫名地沉重起來。

然而，有件事無論如何都不能忘。同志畫家大衛．霍克尼曾說：「別讓自己沉重，讓作品沉重就好。」我念大學時曾陷入歇斯底里，當時知道這句話後，身體就變輕鬆了。像這樣從各種人口中聽到讓自己放鬆的話語，眞的很重要。

那些話雖然都是偉人的名言，但話語本來就該經常說給自己聽。我是寫文章的人，所以體會更深刻。正因爲一切都是爲自己而寫，所以才能寫進讀者的心坎裡。當你讀了某篇文章，感覺心有戚戚焉時，你找到的不只是金玉良言，更是爲同樣的事受苦的同志，因爲言語就代表那個人。不過這不重要，只是我平時的一點想法罷了。

請注意，我在這裡寫的內容，全是爲了煩惱的自己而寫。我不是針對你，而是針對我自己。但你也產生共鳴，覺得「這是在講我」，對吧？這就是「言語」。你和我對同樣的言語產生同樣的反應，感覺到我們同爲躁鬱人。這一點十分重要。

躁鬱人相遇的方式，和非躁鬱人稍有不同。像這樣，我寫文章，你來讀，然後對內容產生共鳴，就是相遇。**只有相遇時能看懂言語**。當你陷入憂鬱，總會想著：「我以前看得了書，現在卻沒辦法看，也沒有好奇心。這樣的我已經沒救了，乾脆死了比較好。」明明情況都這麼嚴重了，你現在卻看得懂我的言語，對吧？這件事眞的很重要，一定要察覺到才行。

現在，你正在看這篇文章。爲什麼？當然是因爲有興趣。所以別再抱怨自己沒好奇心了。不對自己抱怨，是有訣竅的，那就是別開口。很簡單，不要寫也不要說，這樣就不會對自己抱怨了。

不過，如果你還是想抱怨自己，請照以下方法來。首先，試著寫下那些怨言。我來示範。

〈範文一〉

我真是個沒救的人。狀況好的時候，我總是信口開河，說自己無所不能，但其實只是仗著狀況好自我膨脹，本質上還是一無是處。我獨處時會陷入沮喪，而且一個朋友也沒有。雖然在推特上宣稱自己多才多藝，但其實樣樣通樣樣鬆。不管哪方面都比不上專家，又容易覺得膩，有很多東西現在也沒再碰了。可是，那大部分是在狀況好的時候，謊稱說我會的。我只會說謊，我真的很沒自信，也沒有朋友。我是個孤獨的笨蛋。

這是我在鬱狀態時，某天用蘋果手機的筆記功能寫下的部分內容。哎呀，眞夠誇張的，把自己否定成這樣，都不知道該說什麼了。這篇自我否定文太適合當範文，應該收進教科書才對。

首先可以看到，內容沒一句好話，批評得太過分了。俗話說有長就有短，不會有人那麼極端，完全一無是處，因爲這種人一定會死，根本活不下去。你不是這種人，所以才能活這麼多年。不管什麼人都有長處和短處，不可能一無是處。

躁鬱人每次形容都很誇張，甚至到令人厭煩的程度。雖然自己寫完也覺得難爲情，但這是我憂鬱時最直接的想法。明明直接卻很誇張，聽起來怪怪的，不過這也代表我們看待事物就是這麼不客觀。

爲什麼會這樣？其實客觀看待事物的行爲，本身也是大腦運作的結果，而且前提是頭腦必須正常運作。如果運作失常，比如把藍色當成紅色，看藍天時就很糟糕，對吧？但在腦子裡，卻沒人吐槽：「喂喂，天空不可能是紅色的。這代表你的眼睛把藍色看成紅色，再過一段時間應該能恢復藍色，耐心等等吧。」不，該客觀評論的人也同樣發生故障。畢竟大腦連客觀的想法也能捏造，所以萬一這地方出問題，連客觀的想法也會變得顛三倒四。

照前面的例子，另一個擁有鬱狀態版客觀想法的你可能會說：「啊，天空看起來是紅的。明明有藍天這個詞彙，看起來卻是紅的。嗯嗯，原來如此。不過說來奇怪，我現在看也是紅的，就代表這不是看錯。難道是哪裡發生了森林大火？書上也有寫，澳洲土著的旗子就是這樣，以太陽爲背景，分成一半黑底，一半紅底，看起來很類似。你說，我們接下來一定會被捲入前所未有的天災地變中，與其受這種苦，不如死了比較乾脆。從客觀的角度來看，我贊成你的想法。」到底該怎麼做才好？

你可能會想：「大家想看的不是你冗長的範文。如果知道怎麼做，就快說啊。」你看，明明很憂鬱，看書的速度卻變快了不是嗎？好，我來簡單地回答吧。自我否定文就像讀後心得，我們躁鬱人明明不想寫，有時卻不寫就坐立難安，感覺要是不寫，腦袋就會變得不對勁，所以才想發洩出來，結果發洩方法錯了，把情況搞得更複雜。在這裡要學另一個技巧。這是一個公式，請整個背起來。

「幫自我否定文全加上引號。」
就只有這樣。好，我們來試試看。

〈範文二〉

「我真是個沒救的人。」

「狀況好的時候，我總是信口開河，說自己無所不能，但其實只是仗著狀況好自我膨脹，本質上還是一無是處。」

「我獨處時會陷入沮喪，而且一個朋友也沒有。」

「雖然在推特上宣稱自己多才多藝，但其實樣樣通樣樣鬆。」

「不管哪方面都比不上專家，又容易覺得膩，有很多東西現在也沒再碰了。」

「可是，那大部分是在狀況好的時候，謊稱說我會的。」

「我只會說謊。」

「我真的很沒自信。」

「也沒有朋友。」

「我是個孤獨的笨蛋。」

我試著把剛才的〈範文一〉像這樣分行，加上引號。鬱狀態時的躁鬱人會像串念珠一樣，把對自己的怨言寫成長篇大論，還不分段落，所以我就自行分段了。

至於為何要加引號，是為了代替陷入鬱狀態、無法客觀思考的你，進行客觀記述。加了引號後，就變成某個人的發言。這裡有個訣竅，就是不要把發言者想成自己。比如說，這段範文雖然取自我的發言，但我不用自己的名字坂口恭平，而是改成名叫喬治的猴子。接下來，請你回答喬治的話。

現在要做的，是把〈範文二〉的內容，改寫成猴子喬治的朋友坂口恭平和喬治交談的過程。

〈範文三〉

「我真是個沒救的人。」

喬治突然說話了。

「咦？」

坂口恭平嚇了一跳。不用說這是他第一次聽喬治開口。喬治確實是猴子，還是日本獼猴。喬治竟開口說了話。

「狀況好的時候，我總是信口開河，說自己無所不能，但其實只是仗著狀況好自我膨脹，本質上還是一無是處。」

喬治又說話了。坂口忍不住四處觀察，懷疑這是不是在拍《爆笑監視中》（編按：節目每集都會設置一種日常生活中很難或不可能發生的事情，並利用隱藏攝影鏡頭捕捉被觀察者的反應）的整人橋段。

「我獨處時會陷入沮喪，而且一個朋友也沒有。」

喬治看著坂口的眼睛說話。坂口打算反將《爆笑監視中》一軍，就姑且順著喬治的話回答：

「你不把我當朋友嗎？」

坂口這麼說。喬治沉默半晌後，又說起否定自己的話。牠臉部脹紅，看起來快哭了。

「我雖然在推特上宣稱自己多才多藝，但其實樣樣通樣樣鬆。」

坂口緩緩拿出小鼓，使勁地敲了一下。喬治一聽，彷彿身體還記得般，不顧自己正在雙手抱頭認真苦惱，立刻換成反省的動作。

「你不是很行嗎！話說我剛剛是模仿阿蘇猴子劇場啦。這樣很好啊，你用更低的費用表演更長的時間，有時還願意無償地娛樂別人，而且你會說話，一定能成為主打的新台柱。」

「我不管哪方面都比不上專家，又容易覺得膩，有很多東西現在也沒再碰了。」

喬治無視坂口的鼓勵，繼續以反省的姿勢否定自己。

「喬治……我覺得你會的才藝已經很多了。能一邊做反省的動作，一邊說話的猴子，全世界只有你一隻吧。」

「可是，那大部分是在狀況好的時候，謊稱說我會的。」

「我可沒聽過有猴子會說謊。能說『你好』的或許還有，但謊言很複雜，一般來說是不可能的。你還真有才華呢……」

「我只會說謊。」

「我不是說了——」

「我真的很沒自信。」
「都這麼厲害還說沒自信，聽起來反而像炫耀。」
「也沒有朋友。」
「你這根本是在炫耀吧？雖然表現得很痛苦，其實是要透過我的嘴，再一次確定自己無所不能吧？」
「我是個孤獨的笨蛋。」
「好了好了，我知道了。連人話都會說的孤獨天才喬治先生，你是在拍《爆笑監視中》吧？攝影機就藏在某個地方吧？」

好啦，一齣短劇完成了。

總之，當你變得憂鬱，不斷否認自己，陷入嚴重的自我否定模式時，只要把所有否定自我的句子加上引號，就會神奇地成爲話劇，也就是劇本。這樣一來，你就成了劇作家，心情越憂鬱，就越能寫出劇本。既然能寫出長文，如果說那是小說，那你也能成爲小說家。由於內容包含深刻的實際感受，對讀者應該也很有吸引力。雖然半途出家的小說家要出版作品很難，但網路上人人都能發表文章，你可以先寫個過癮再公諸於世。

躁鬱人只要一想到自己有機會表現、有可能當主角，憂鬱就會突然好了（笑），很過分吧？只因爲當不了主角就鬧彆扭，還不斷細數自己的不是，不斷打擊自己。其實躁鬱人盼望的，無非就是當上主角，做有價值的工作而已。

躁鬱人基本上沒辦法耐著性子按部就班，是一群大言不慚地說自己是劇作家、小說家的人。與其爲了目標去打工，還不如在家裡挨餓。請對自己的想法更有自信吧。是這種人又如何？懷抱更遠大的夢想吧。現實是怎樣就別去管了。躁鬱人很不會面對現實，甚至可以說完全不行，滿腦子都是一夕致富的美夢。不覺得這麼自我中心的躁鬱人很可愛嗎？

好啦，覺得怎樣？你原本失去的自我中心成分，又逐漸浮上表面了吧？這樣一來，你的憂鬱就能稍微緩解了。這方法很有趣吧？這是我用了幾十年的獨門祕訣，絕不能告訴別人哦。自我中心的躁鬱人不會教人祕訣，而是用祕訣讓自己成爲劇作家、小說家、電影編劇，甚至好萊塢的導演。比起日活（譯註：日本的電影公司），我更喜歡好萊塢；比起內行人才知道的詹姆士·瑟伯（譯註：美國作家兼漫畫家），我更喜歡愛泡妞的村上春樹。這就是躁鬱人的迷人之處。在這裡，我可以很肯定地說：

「對自己有利、讓自己開心的事，全都能成爲養分。」

換言之，相反的事則全是毒藥。

今後，請完全不要努力修正自己的缺點。說得極端點，**努力是大敵**。你可以先隨興地改寫自我否定文，想怎麼寫就怎麼寫，並藉此尋找讓自己率性而爲的方法。

長期身陷憂鬱的你，很可能在受到別人的指責、訕笑和傷害後，將躁鬱人自由奔放的特性隱藏起來，結果導致憂鬱遲遲不好。如果是這樣，請你就姑且參考這篇蠢文章，隨心所欲地寫寫看吧。

首先，必須要有設計圖。如果出現自我否定文，恭喜你，接下來要做什麼已有了頭緒。你可能覺得我莫名其妙，沒關係，反正先照自己的想法，把自我否定文寫下來，加上引號，創作一篇奇妙又有趣的故事。千萬別讓認眞生氣的母親、老師或上司之類的人物登場。你可以讓他們像史努比漫畫中的老師，只出現身體的一部分，但別讓他們開口，也別讓他們介入這自由的國度。這裡是自由的。

你可以照喜好去寫，寫什麼都行，愛怎麼寫就怎麼寫。你會察覺自己眞正想做的事，你只是心有顧忌，說不出口而已。這就是拘束感的由來。這篇範文的主角是猴子，想摸奶時可以盡量摸，嘴饞時也可以不用付錢，直接拿香蕉來吃。這都是你的自由，請自由行動吧。

再給一個額外的提示。

「即使你叫我自由行動，我還是不知道怎麼做。」

也有人會這麼說。已經完全被非躁鬱人同化的躁鬱人，特別愛用這句俚語。這時，請試著回答以下三個問題。

問1：「想躺著，還是起來？」

問2：「想做在外面跑來跑去，常跟人接觸的工作，還是在房間做面對電腦的工作？」

問3：「喜歡藍色，還是紅色？」

如果這三個問題都讓你不知該如何回答，代表情況很危險，請現在立即撥打09081064666。雖然我老是寫像搞笑的內容，但電話是真的打得通，你大可放心。唯獨在這件事上，我是不會開玩笑的。

很多躁鬱人光看這三個問題，就知道哪裡有蹊蹺。無法回答這些問題的原因，純粹在於問自己的方法太模糊，跟是否了解個人喜好沒有關係。拜託，問題要簡單一點，就像女孩子問：「我喜歡你。想跟我做嗎?還是不要?」你要跟著感覺走，做你想嘗試的那些事。

這就是所謂的喜歡。我沒問你對將來有什麼明確的夢想，就算我問了，反正到明天又會改變。我們躁鬱人就是這麼可愛。

第十章 增加廁所就能杜絕自殺

這次的課程比較特別，非躁鬱人也能受用。雖然照樣要從躁鬱人的特徵講起，但這次的主題相信不只躁鬱人，非躁鬱人也能感同身受。

我之前也說過，躁鬱人無法內省、反省。但在憂鬱時，我們會一直重複內省和反省，完全停不下來。

「爲什麼你會這樣？你眞沒用。有你這種人只會添麻煩。你乾脆消失算了。你啊，最好別留在這世上，去死吧。」

躁鬱人會批判自己到這種程度。這不是因爲你很爛，完全不是。畢竟之前寫的內容，也符合你的狀況吧？

所以說，你我都會做相同的事。大家都一樣。

我們躁鬱人的悲嘆，乍聽下似乎藏著每個人獨有的、不可告人的陰暗面，但其實內容都一樣，煩惱都相同。講白一點，就是毫無個性。大家都異口同聲，相似到可笑的地步，所以我每次接聽生命電話，傾聽躁鬱人的悲嘆時，都會邊聽邊笑。

我笑沒有惡意，反而是鬆了口氣。當我在電話裡說：「你就盡量悲嘆吧。嗯嗯，沒錯，你很沒用，什麼都不會，連衣服都不會洗，無法和人交談，做什麼都會一下子搞砸，容易把東西弄掉、打破，工作起初還算順利，但人際關係很快就出現問題，讓你坐立難安。雖然常半開玩笑地說要辭職，但你的個性其實很灰暗，要是眞的待在家裡，應該整天都會想死吧！」偶爾會有人認眞地反問：「咦，你怎麼知道？難道你有預知能力嗎？」這時我總會回答：「因爲我也會說一模一樣的話。我可以徹底模仿你，甚至還能假冒你、過你的人生呢。」這就是原因！

說來也奇怪，躁鬱大學開講到現在，內容其實非常私密，都是我日常生活的點點滴滴。爲何大家會讀上了癮，如渴飲甘泉般手不釋卷呢？不就是因爲完全一致嗎？你應該也有過「這是在講我？」的感覺吧。

說實在的，我自己也很難相信，原來內心曾有過的每個微妙變化，都跟身爲躁鬱人的你沒兩樣。這實在令人不敢置信，我甚至不願去相信，畢竟一直以爲這是我的個性，是這世上獨一無二、只屬於我的煩惱。

我以前認爲自己好歹是個作家，對人生算是有深入的見解，所以才會懷著這樣的煩惱。雖然覺得痛苦，但我相信這是身爲作家的必經之路，是這分痛苦讓我成爲作家。這種想法不只一兩次，而是常常出現，如今想想還挺丟臉的。

然而，事實根本不是這樣。眞可悲，原來大家都一樣，只是躁鬱人的特性作祟。更可怕的是，我們連煩惱時的語氣、不經意說出的話，也都完全一致，簡直像益智節目的搶答一樣。

這一點，沒有任何一本書有寫！醫生明明能告訴我，卻一個字也沒提！所以我們才會越來越鑽牛角尖，以爲這是自己獨有的煩惱，不是不能告訴別人，而是即使說了別人也不懂，都是些無法解決的煩惱。

不過，自從我開始接生命電話後，開始有機會聽到各式各樣的煩惱。直到現在，我每天還是會花二、三小時聽別人訴苦。

常有人問我爲何這麼做，爲什麼我要做這種事？好，我來回答吧。我是在研究人類的煩惱。不是煩惱的內容，而是人都會煩惱這件事。只要是人都會煩惱，煩惱到最後，可能會想結束生命，選擇自殺。如果沒有煩惱，人就不會自殺了。

我每年大概會接到兩千人來電，到今年已經堂堂邁入第十年。也就是說，我曾經和兩萬個想死的人講過電話。在這段過程中，我發現一件事。

那就是，**不管是什麼樣的人，煩惱都相同**。

你可能覺得我說得太理所當然，但這就是事實，甚至可以說是眞理。或許有人會說他早就知道了，不過我知道這話是騙人的。

爲什麼我知道？因爲人無法把煩惱傳達給別人。如果是「我有喜歡的人……」「我目前在公司裡遇到這種問題……」，像這種不痛不癢的事，我們會跟人商量。然而「我是什麼」跟前面截然不同，是只要活著就會有的煩惱。如果不是因爲活著遇到煩惱，而是對活著本身感到煩惱，是沒有人會說的。

根據以往接聽生命電話的經驗，都是爲了活著本身的煩惱而求助的電話。換句話說，我每天都會接到約十通電話，內容全是跟活著相關、無法對外人道的煩惱。有人像我這樣嗎？沒有。雖然有生命線，但那是許多人分工合作，輪流接聽的，而且通話內容嚴禁外流，求助者也是匿名，所以沒人知道電話裡究竟談了什麼。

關於生命電話的通話內容，我當然也會保密，但偶爾遇到我認爲公開比較好的內容時，會先徵求對方的同意，並保證處理個資，讓別人無法辨識。大家都會爽快地答應我的請求說：「好啊，如果能幫上其他人，我無所謂。」那些求助者是因爲知道大家有相同的煩惱，覺得安心，也希望說出去能多少幫到別人，才會慨然允諾。

我光是傾聽這種「不曾找人商量過」的煩惱，就聽了十年之久。後來發現每個來電的求助者，都有個共通點。

那就是，**人唯一的煩惱，是別人對自己的看法**。

由於電話大都是日本人打來的，所以我起初還懷疑這是日本人特有的問題。不過持續研究十年後，我開始覺得這並非日本人獨有，而是全人類共通的問題。對人類來說，唯一的煩惱就是別人對自己的看法，除此之外都不算煩惱。

但事實上，如果別人只是看看，並不產生言語，那我們在煩惱別人的看法時，也只是擅自腦補對方的話。有時候，直接收到來自雙親或伴侶的話語，會讓這個問題演變成暴力事件。一旦到這種地步，就有可能更惡化，出現反覆自殺未遂的情況。不過，就連這麼極端的情況，依然不脫「人唯一的煩惱，是別人怎麼看自己」的範疇。

接下來，我就不用煩惱這個詞，改成「非常擔心別人對自己的看法」吧。

大家應該都感覺到了。大部分的人不是都會喜歡別人嗎？同樣的道理，大部分的人也都會擔心別人怎麼看自己。幾乎所有人都會擔心，再怎麼遲鈍的人也一樣。

所以說，**這不是煩惱，是體質**，而且不限於躁鬱人。今天第一次開放非躁鬱人來聽課，就是基於這個理由。

「所有人類都不斷煩惱別人對自己的看法。」

既然所有人類都爲此煩惱，這已經不是煩惱，甚至可說是人類共通的特徵。不斷爲此煩惱，就等於爲自己是人類煩惱，實在很荒謬。這根本沒有解答，只會不斷重複，沒有解決的一天，畢竟這才是人類。

所以說，世間其實不存在所謂的煩惱。擔心別人對自己的看法，就跟會大小便一樣，是人類具備的特性，是天性。

沒有人會煩惱爲何要小便吧？

我想非躁鬱人應該也一樣，因爲這是天性，就像小便一樣。雖然小便的顏色和氣味，會隨著飲食和器官差異而稍有不同，但小便終究是小便，所以你的煩惱和我的也大致相同，都是滿腦子想著別人對自己的看法。

而且，正如同我們沒看過別人的大便一樣，每個人都看不到別人「如何擔心別人對自己的看法」。那麼，我們又是怎麼知道「不是只有自己會大便」呢？很簡單，因爲有廁所，不然「如廁時間」一詞是怎麼來的？

沒錯，當我們看到有人進廁所時，就知道對方等下要大小便。看到有人按著肚子，表情凝重，會猜對方是大號，希望他能及時趕上。即使沒看過別人大便，我們還是很清楚人會大便，自己也會。知道別人也會大便後，就算肛門跑出驚人的物體，發出刺鼻惡臭，我們也不會擔心。說不定屁股有點臭臭的味道，還會帶給你難以言喻的鄉愁，忍不住往心上人的肛門周圍嗅一嗅……啊，抱歉，這樣不行，也有非躁鬱人在聆聽我嚴肅的大發現，接下來得正經一點才行。

大便有廁所，有可以排出的地方。可是，關於擔心別人怎麼看自己的生理現象，卻沒有相當於廁所的地方。

這種困境從童年就開始了。當孩子找父母談「我很擔心別人怎麼看我」時，大部分的父母都會溫柔地說：「你不必擔心別人怎麼看你。」這等於是告訴孩子「不用大小便也可以」，實在荒謬至極，根本是在害孩子。擔心別人對自己的看法，是非常正常的生理現象。所以，你可以改對孩子這麼說：

「這很正常。爸爸會擔心，媽媽也是。我們容易害羞，容易失去自信，會忍不住和周圍的人比較，覺得很自卑。不過，活著就是要好好排便。大便順暢，就代表你也在成長，爸爸媽媽都很放心。要是你不把煩惱告訴任何人，就會便祕，讓你困擾。早點發現，早點治療，不管有什麼掛心的事，都可以馬上說出來，完全不用不好意思。對別人的眼光感到擔心和緊張，反而會更激發挑戰的精神。緊張是一股強大的力量，能讓你有最棒的表現哦。」

所以，我目前在接聽的生命電話就相當於廁所。廁所這種地方，如果不能隨時使用就糟了，但放眼全世界，能讓人二十四小時全天使用、將「擔心別人怎麼看我」的煩惱排出的廁所，也只有我的電話。

難怪自殺的人會增加。沒有可排便的室內設施，也沒有能解放的戶外空間，腸子肯定會破裂。換句話說，自殺不是想死的人精神有問題，而是徹徹底底的廁所問題。講白一點，只要增加廁所，就能杜絕自殺。這樣大家就能了解我的生命電話有多重要了吧。

不過老實說，每個人都能做出廁所。我指的是在戶外解放。如果在外頭遇到別人，尤其是朋友，請試著和對方聊聊自己有多擔心別人的看法。要是對方人很好，八成會回答「我也會」。其實大家都明白，這並非煩惱，而是生理現象。可是，爲什麼沒人把這一點當成常識呢？大家都把能幹的人當成不會擔心別人看法的聖人君子，就好像國中男生妄想可愛的人不會放屁一樣。原來不只國中生，全世界的人都是這樣。

總之，別再煩惱了。煩惱只是便祕造成的宿便。這句話沒有任何精神層面的含意，就是叫你：「快去上廁所！」拜託，別再憋下去，萬一腸子破掉就慘了。請大家好好製造堆肥，爲土地增添養分吧，相信你的糞尿將會成爲某個人的養分。

現在明白我爲何不煩惱了吧？

因爲我很有自信地煩惱別人怎麼看我。會擔心才是人類。正因爲擔心別人對自己的看法，我們才能善待別人。在擔心別人的看法上，我可是個中高手，要叫我大師也行。

我們躁鬱人應該要成爲所有人類、爲擔心別人怎麼看自己的生理現象，成爲廁所才對。

最後感謝你們的靜心聆聽。我的發現就講到這裡。

明天見。

第十一章 別讓別人的意見左右你的行動

抱歉繞了這麼長的遠路，我們再回到很久沒講的〈神田橋語錄〉吧。

「躁鬱症患者不適合忍耐。」

沒錯，這點我在課堂上不知講過多少次了。躁鬱人眞的不適合忍耐。不過，不適合不代表不想做。躁鬱人常常觀察別人的臉色，也常爲了取悅別人而忍耐。我們總會遇到這種矛盾的情況，明明忍耐會導致憂鬱，卻經常忍耐，而且很多時候還不覺得自己在忍耐。我們行動時，幾乎不會留意自己是抱著什麼心情。比起自己，我們更注意周圍的人。

我們擅長注意周遭，觀察每個人的心情，卻拙於觀察自己。而且很多時候，我們對這一點也沒自覺。前一章說過，人生來就有在意別人怎麼看自己的天性。由於躁鬱人會注意周圍的人，使這個天性變得更敏感。我們很多時候不是透過觀察自己，而是透過和別人比較，才發現自己有點奇怪、不太對勁。我們無法自然地問自己有什麼感覺，只能刻意爲之，所以我才必須在課堂上像這樣傳授技巧。

明明只想著自己的事，但其實根本沒注意自己。神田橋針對躁鬱人的這個特徵，提出幾個非常受用的建議。久違地講回語錄，心情也踏實不少。

我總會不知不覺地越講越離題。這樣效果當然也不錯，不必硬要和語錄綁在一起。說到這一章爲何會這樣老老實實地上課，是因爲前一章上完後，責任編輯梅山說：「雖然內容一樣很有趣，不過我也差不多想繼續看〈神田橋語錄〉了。」對我來說，梅山如同燈塔。至於另一個燈塔久子，則給了以下的感想：「把自殺寫成基礎建設問題的人，你大概是頭一個吧。我覺得這樣很棒。」我經常像這樣透過幾個燈塔，來決定前進的方向。

分析兩人的意見，久子認爲繼續無妨，梅山則表示想看到更按部就班的授課。看來梅山是希望我稍微踩個煞車。當兩個燈塔的意見像這樣分歧時，又該怎麼辦呢？如果其中有人要我克制，我會選擇以較收斂的方式去做。當然也用不著勉強煞車，畢竟久子覺得可以，梅山基本上也ＯＫ，但我還是試著節制了一下。

躁鬱人只要活著，就一定會常常遭遇這種情況。我的做法或許能給大家做個參考。當你狀況良好時，如果有人要你煞車，你可能會以爲是找碴，忍不住肝火上升，出言反駁對方：「這又沒什麼，我不要緊。」這樣一來，燈塔就失去意義了。

他們是人沒錯，但在躁鬱人的心中是燈塔。既然燈塔是光，就別對光生氣。只要稍微調整心態就好，身體也會輕鬆一些。燈塔沒有要責備你的意思，只是在反問你：「不是有更舒暢的方法嗎？」只要明白他們的用意，你的生活就能過得更舒服。

那麼，我們再繼續看神田橋的話吧。

「『在一條路上始終如一』，不適合躁鬱人的體質。」

直到現在我還記得看到神田橋的這句話時，眞的鬆了口氣，身體也感到如釋重負。從來沒人對我這麼說，我也時常責備做事無法始終如一的自己。明明做不到，卻不斷譴責自己爲何做不到。

每當此時，腦中就會浮現宮崎駿。我喜歡宮崎駿的紀錄片，常一看再看。有次他對新人動畫師罵道：「你對植物根本一無所知。如果不徹底了解，是畫不出來的。」我聽了心頭一驚，覺得像在說我，心裡很難受。我在都市長大，父母也沒幹過農活，對土地所知甚少，用刀也不太熟練，所以看別人活得像專業人士，難免有強烈的心結。

宮崎駿以動畫師爲終生職志，而且才華洋溢。他能一輩子做自己喜歡的事，在過程中也能投入大量精力，不但不覺得膩，還會去做更深入的探索。這些特質總是透過畫面呈現出來，讓我看了很心酸。即使心酸，我還是會看。

我會默默地看紀錄片，都是在鬱狀態的時候。劇情片會刻意安插令人緊張的場面，這會讓憂鬱時分不清現實和虛構的我過度反應，所以不能看。至於紀錄片就沒問題，而且看製作動畫的過程，心情也會稍微穩定下來。發現這一點後，我就常常看各種製作物品的影片，宮崎駿是其中之一。

我總是覺得他在心中對我說：「像你這種不了解大自然，沒有玩土的經驗，也沒在山林間生活過的人，還眞是半吊子。」我聽了會想哭，想反駁：「你還不是只會坐在桌子前畫畫，一直做動畫？」沒錯，那不過是動畫，卻不只是動畫。他完全不靠電腦，只靠鉛筆和紙在搏鬥。那充滿人性光輝的感覺，深深傷了我的心。

當然，宮崎駿完全沒錯，只是每次看到他，我老是覺得，無法一輩子只愛動畫、無法不靠電腦，只用一枝鉛筆揮灑創意、對大自然一無所知的自己，根本沒資格當人。

大家或許會想：「不用想成這樣吧。」可是，每次看到有人像頑固老頭般，一直走在某條路上時，我就會完全失去自信。

就在這時，我看到了神田橋的這句話：

「『在一條路上始終如一』，不適合躁鬱人的體質。」

我忽然放鬆下來，甚至哭了一場。從來沒人對我說過這種話，而且還是我最想聽到的話。這句話有如甘霖，浸透我乾涸的體內。

遇到名爲神田橋的賢者後，我忽然擺脫迷思，不再追求被矯正過的人類理想形象。就在那一刻，我深切體會到有人指點迷津的重要性。

這句話如何？感覺很輕鬆吧？是這樣沒錯吧？

躁鬱人很容易配合別人，常把「我什麼都好」掛在嘴上。的確，無論面對什麼狀況，我們都能讓身體馬上適應。如果別人爲了配合我們忍耐，我們會坐立難安，所以寧願自己忍耐。

這點也必須注意。我們躁鬱人總是傾向配合別人，嘴上說什麼都好，但其實不是什麼都好，因爲這時我們通常很清楚自己想怎麼做。

比方說，假設太太在做飯，孩子也說肚子餓，而你正在專心做喜歡的事。這時太太喊：「吃飯囉！」你想繼續埋首於手上的事，但覺得這樣對家人不好意思，只好去吃飯，結果又莫名地心神不寧。這種情形乍看似乎沒什麼，反正吃完飯再做就好，可是對精神的負擔其實意外地大。

這時候你與其忍耐，倒不如跟家人說：「你們先吃吧。如果做到一半就中斷，我的狀況會變差，所以想再專心做一下。你們不用擔心，我大概三十分鐘就能搞定，到時再吃就好。」這樣不但感覺輕鬆，如果身邊的人容許你多努力一下，也能讓原本就開心的作業過程變得更開心。像這樣在一些小地方打破規矩、擺脫限制，能幫你消除壓力，讓身體更健康。大家在遇到某些不得不做的事情時，也可以試著拒絕，先專心做自己的事。

其實，當你有明確的理由需要專心時，只要肯開口，對方幾乎都會接受。有許多躁鬱人誤以爲別人不會接受，只好扭曲自己的想法，所以請務必試試看。

比如你想在家裡做音樂，公司同事卻邀你去喝酒，這時大可以說：「我雖然不是音樂家，但目前正在錄製原創專輯。因爲還差一點就要完成，所以今天要回家作曲，不能去喝。等完成後，想請大家也聽聽看。」同事可能會用「這傢伙有點怪」的表情看你，但無所謂，等他們都認爲你約不動後，你就會越來越輕鬆。反正去了也是聽他們抱怨非躁鬱人的社會，非常無聊。

說到抱怨，雖然眞的很無聊，不過對非躁鬱人來說，當他們在做不想做的事情時，透過抱怨抒解壓力是很重要的。重要歸重要，也只限於非躁鬱人，對躁鬱人來說，抱怨根本無關緊要，也起不了作用，除了無聊還是無聊，最好別參加。你只要參加以你爲主角、在酒吧喝酒談音樂的聚會就好。總之，讓別人認爲「你是這樣的人」很重要，即使被當成有點怪的人也無妨。

所謂的「怪人」，不過是一種稱讚罷了。

沉迷於某種事物的人，非躁鬱人總是以「怪人」稱之。躁鬱人不會說別人是怪人，當我們發現有人沉迷於某種事物，都會忍不住關注對方。畢竟我們是徹底的享樂主義者，只要發現什麼有趣的都想一探究竟，完全不會排斥。如果你發現被叫怪人的人，請務必主動搭訕，相信對方一定會提供你新的樂趣。

我們再繼續看下去。

「『我啊，我啊，你現在到底想做什麼？』
你要一邊聆聽自己的身心，一邊行動。」

這句話已形同我的一部分，所以總是一提再提。你們應該都知道了吧？一定要經常對自己發問。

因爲「不是什麼都好」。雖然身體知道你想做什麼，還是會忍不住以別人爲優先，所以我要在這裡再強調一次：請隨時問自己現在想做什麼。

「不要讓自己的生活變得狹隘。」

雖然這也是神田橋的話，但已經成爲我的話。學生太專心準備考試時，通常會想退出社團活動，我奉勸最好不要。把生活盡量過得多采多姿才是上策。這個原則已經在這裡說過很多次了。上大學後，就不能和高中時代的朋友一起出遊；出社會工作後，就再也見不到大學時代的朋友，以及在打工的地方認識的夥伴。雖然有人說年紀大了就是會這樣，不過會這麼說的都是非躁鬱人。

非躁鬱人會逐步將生活領域定下來，並在固定的位置活下去。爲什麼？因爲這樣比較輕鬆。

不過躁鬱人截然不同，完全相反。

在一個地方待久了會窒息，想盡可能到處移動。當然移動會讓心臟疲憊，也別忘了要不時躺一下。不管在草原上、石頭上，還是路上，走到哪躺到哪，這原本應該是我們喜歡做的事才對。如果能活得像《湯姆歷險記》的湯姆·索耶，感覺一定會非常舒暢吧。

湯姆不會整天關在家裡。如果一味地埋頭苦讀，人會變得怪怪的。工作也做，料理也做，服務家人，跟朋友去釣魚，週末準備烤肉的材料，看到老人家遇到困難就大方伸出援手。聽到別人道謝，是最好的治療方式。不論想到什麼，都儘管試試看吧。

做的事越多，感覺會越輕鬆。如果累了，直接小睡一小時。只要記得像這樣在中途安插小睡時間，想做什麼都可以。

很開心吧？不過中間一定要休息。你要躺下來，像湯姆．索耶一樣叼著樹枝，讓心臟歇一歇。還有，請盡量拓展生活範圍。生活要又淺又廣，隨著想法不斷擴大。對你來說，這是最低限度的健康生活。神田橋也說過：「要接觸各種事物，範圍越廣越好，讓腦子熱熱鬧鬧，沒有冷場。」

「最好這邊遛一遛，那邊晃一晃。」

神田橋的放鬆名言如怒濤般接連襲來。話說我們躁鬱人也常被念：「你們成天東晃西晃的，到底都在幹啥！」

這和剛才說的生活要又淺又廣，別活得太狹隘的觀念是相通的。這是躁鬱人的特徵。畢竟我們在古代是要打頭陣的，雖然現今社會很少有這方面的需求，但在當時是必要的。

不過我倒覺得，即使到了現代社會，這特徵在許多地方依然能派上用場。雖然我們在一般公司工作比較吃力，但如果當業務員，業績應該很出色（也可能大起大落），不然當照服員也不錯。打電話找我諮詢的人之中，有很多是在聲色場所工作的女性。像這種善用自己的身體取悅客人的工作，或許是最適合躁鬱人的天職。我也曾經想成立一間名叫「公用枕頭」的公司，提供一邊陪女孩子純睡覺，一邊為她們打氣的服務，但後來向妻子提議時，遭到斷然拒絕，現在只有企畫書還留著。

總之，如果你想做個精明幹練穩紮穩打的人，請從今天徹底死了這條心。我們躁鬱人應該以成為一流半吊子、樣樣通專家為目標。你應該要無所不能才對。即使有點隨便、有點敷衍，大部分的事還是能憑感覺掌握，而且也不想追求頂尖，只求做得開心，做到膩就收手。

膩的話，辭職也無妨，反正改天又會找到有趣的事。你的腦中或許會閃過非躁鬱人的話，比如老爸說的「進公司至少待三年」，這些話對躁鬱人幾乎有害無益，請務必當心。

你身在荒野。雖然這裡一片焦黑，但你找到駕馭自己的方法，得以獨立自主。這裡不需要規則。既然每天都有改變，就每天改變規則吧。

「做做看，如果做不好，只要停手就好。

生活範圍越廣，情緒的波動就越小。

如果為了慎重不敢去做，一味忍耐，

情況不會好轉。

不能感到拘束，

不能只專注在同一件事上，

要廣泛接觸，多方嘗試，才是上上策。」

一起來接受神田橋的洗禮吧。沒錯，這段話抒解了我們的壓力，因為我們躁鬱人以前都是這樣生活的。不過隨著年齡增長，我們採納了非躁鬱人的成人規則，因而改變行動模式。

別讓別人的意見左右你的行動。

這一點對躁鬱人很重要。請在「這個行動能順利實踐」的前提下，才接受別人的意見。

如果爲了接受他人的意見而不做某些事，這樣下去會讓人生變得拘束。這不是躁鬱人該過的人生。爲了活得自由，活得開心，活得暢快，我們的生活範圍要又淺又廣，還要把別人的意見視爲燈塔，邊聽邊前進。我們對過去的事毫無興趣。無法反省的躁鬱人比猴子還不如，不過這樣就好。

等到哪一天有重大危機降臨在眾人、社會、世界面前時，躁鬱人才會第一次發現自己其實是「酋長」，對許多事物都略知一二，能用盡各種方法將眾人凝聚爲一體，這可說是最適合躁鬱人的職業。不過，這種事大概要一百年才會發生一次吧。

第十二章 保持孤獨，和各種人適度來往

我的課也差不多要進入最後階段了。我們先按部就班，將焦點更集中在神田橋的話。

「跟各種人來往的話，藥量就能減少，甚至不用服藥。」

在針對躁鬱人所寫的書中，或是從醫院的醫師口中，你有聽過「藥量就能減少，甚至不須服藥」之類的話嗎？至少我沒聽過。

對躁鬱人來說，終生持續服用精神科醫師的處方藥，儼然成了一種常規。即使覺得奇怪，也沒人敢去質疑。躁鬱人會服藥，一定都是在鬱狀態時；等進入躁狀態後，我們會以爲已經痊癒，說自己不用吃藥而突然斷藥。然而，就如同太陽會升起也會落下，過了一陣子後，不出所料地回到鬱狀態，想起自己沒吃藥，於是又開始吃了。

我每次都犯一樣的毛病，現在也是，有好一陣子沒吃了。一下子因爲新冠疫情不能去醫院，一下子主治醫師調職，讓我有各種理由不吃藥。不過等進入鬱狀態後，就會開始吃了——寫到這裡，才想起自己又要斷藥了。今天還是去醫院拿個藥好了。

爲了這門課，我每天早上寫八千字左右的講稿。雖然這分量算不上誇張，如果以普通的精神狀態應該寫不出來。或許有人會想：「所以你是處於躁狀態吧？感覺只是進行了時空跳躍？你沒睡覺吧？沒吃飯吧？理智開始錯亂了吧？」既然大家每堂課都有出席，應該能證明我根本不是躁狀態。再說，我的論述應該也沒有破綻。

順帶一提，這不是我本身的意見。如果躁鬱人自己說，「不，我現在不是躁狀態」，是完全不可信的，必須周圍人也這麼說才能確定眞的不是。總之，就負責的編輯所見，我的論述並沒有破綻，電話裡的應對也很平靜，最重要的是稿子很有趣。即使某些地方看起來有點亢奮，也不是躁狀態。

這時必須確認的是睡眠時間。我昨晚九點就寢，半夜兩點半醒來，之後昏昏沉沉有點夢囈，直到凌晨四點開始寫稿。這中間我躺了七小時。以我的標準來看，睡眠算是相當充足，而且別人對我的評語也不是躁狀態。在我心中，這已經是非常健康的狀態了。

對躁鬱人來說，科學上的證據其實無關緊要，只要感覺對了就好。如果一直抱著「必須遵照醫師的指示服藥」的心情來吃藥，很快就會感到拘束，陷入憂鬱。心情好一切都好，所以只要一股腦地收集對自己有利的言語就好。要是讀了硬邦邦的醫學書，先不論內容爲何，光是讀這個動作，就足以讓身體變差。一旦開始正襟危坐，想一些「必須了解躁鬱症」之類的嚴肅內容，健康就會惡化。越認眞，就會越惡化，而態度越隨便，越跟著感覺走，則會越輕鬆。

爲什麼我現在能這麼輕鬆？之前在課堂上也提過，安排行程算是原因之一。昨晚我也是晚上九點就寢，凌晨四點起床，每天寫二十張稿紙（相當於八千字）。在這兩週內，我只有一天休息沒寫稿。我不特別定哪天休假，因爲休假會打亂步調，我通常不排休假日；相對地，每天早上九點寫完稿子後，我都會休息五小時，到下午兩點再開始畫畫。一週總計休息三十五小時，相當於週休一天半。一旦停筆，得花很大力氣才能重新執筆，所以這樣休息比較有效率，而且作品也會一直有進度，感覺充實得不得了。

躁鬱人在休假日會閒得發慌，身體反而變差；如果過得充實，充足的時光本身就能療癒身心。當然做過頭的話，還是會弄壞身體，因此我訂好每日書寫的分量，絕不超過。之前也試過各式各樣的日程表，這個最新版的日程表跟我的體質似乎很合。

同時，我也照神田橋的建議，在人際方面下了不少工夫。

躁鬱人一個人做不了事。一個人的話，大概會死吧，因為太無聊了。這點我也講過很多次。然而，和別人相處又會累，因為太努力觀察別人。一個人不行，和人相處又得設限，但神田橋給的建議卻是，「跟各種人來往的話，藥量就能減少，甚至不用服藥」。

〈神田橋語錄〉中也有發揮自我長處的文句。因此我們可以歸納出一個結論，就是只要發揮自己的長處，跟各式各樣的人來往，就不需藥物，躁鬱症的症狀也幾乎不會出現。這樣一來，就能在生活中充分發揮躁鬱人的特徵了。

這眞是一大福音，不做怎麼行？而且內容也讓人躍躍欲試，對吧？所以我在生活中不斷思考如何實現這個目標。究竟能不能實現呢？雖然結果尚未明朗，不過以我目前的感想，是非常有希望的。

至於實際上要如何和各種人來往，以我自己爲例。以下是我某一天的生活。

(1)早上四點起床。起床後發電郵給要好的女生朋友，跟她道早安。我有先問她能不能把寄信給她列爲日程，她說好，於是我就開始寄了。

(2)昨天我的攝影師好友石川直樹，去看我在山梨辦的個人畫展。後來他用電郵寄感想給我，我回信給他，叫他下次來熊本玩。我也跟他說了躁鬱大學的事，說講義在網路上，可以去看看，還順便附上網址。

(3)我早上照例會發一則「早安。好，來寫稿囉」的推文，跟所有追蹤者打招呼。這也是我跟人來往的方式之一。透過推特認識我的人，有時會來電說想見我。這種邀約我一概拒絕。我會向對方解釋自己只見想見的人，就算他們想見我，我也不認識他們，沒有想見面的心情。只打算在網路上當點頭之交的話，對方是陌生人反而適合。另外，在推特發文說我起床後，通常會接到大約兩通來電。我會先提醒對方：「我想早點開始工作，可以長話短說嗎？」然後各講五分鐘電話。

（4）確認家人還在睡後，開始寫稿。

到這時，我已經跟要好的女生朋友、石川直樹、兩個打生命電話的人跟家人，總共七個人取得聯繫。我的推特追蹤者有七萬五千人，所以感覺上好像和這七萬五千人也有聯繫（笑）。雖然不至於這麼誇張，不過之所以發推文，無非就是想得到和別人來往的感覺。當然光靠這樣而沒有親身接觸，很可能會因爲無聊陷入憂鬱，但如果把這當成親身接觸以外的加成，倒是好處多多。

（5）寫稿子時我都是一個人。寫完後，我會把當天的原稿寄給橙書店的久子、要好的女生朋友，以及責任編輯梅山。這時是早上九點。

（6）寫完稿子後，我會查看未接來電中生命電話的部分，並逐一回電。我會躺著休息，順便講電話。今天有四個人來電，平常的來電數大致都是如此。

（7）設計旅館的朋友聯絡我，請我幫忙找旅館要用的拖鞋。這不是工作。朋友知道我喜歡搜尋各式各樣的商店，因此常拜託我幫忙。他們會說自己想要什麼，問我哪裡有賣；如果是認識的店家，也常常要我問對方是否能接受訂做，而這依然不是工作。我接受委託的目的，是想活用躁鬱人的特性，也就是為了健康。我會搜尋各類型的店鋪，包括雜貨類、料理類、藝術類等，這樣就能告訴別人，讓別人覺得我懂很多。當然在找店鋪的同時，也能跟店家打好關係，累積新的知識，讓身體更好。總之，尋找店鋪能在許多方面發揮作用。

（8）吃完午餐後，我到女性朋友家。我看她很疲憊，便帶她去我常去的針灸診療所。由於地點有些遠，我就開車送她去。經營診療所的夫妻和我交情深厚，我十五歲就認識他們了。他們讓我知道心臟很重要、關係到躁鬱人的健康，是我的恩人。每次看到健康狀況不好的人，我都會充當仲介，介紹這家針灸診療所給他們。當然我沒有抽取任何佣金。另外，我也常開車送人來就診。只要這麼做就能幫到別人，讓人開心，非常值得推薦。因爲工作早上就做完了，休息時間很長，所以我都會像這樣幫助別人。

（9）之後我去了畫室。現在是借用熊本市現代美術館的場地來當畫室。到了畫室，館方人員池澤小姐已經在那裡等我。她個子嬌小，長得很可愛。她會針對我昨天的畫說些話，大約五分鐘，然後我就獨自在畫室裡繪製作品。我預計二〇二三年要在這座美術館舉辦一場有生以來規模最大的畫展，因此在那之前都要借用這個地方。雖然在家裡也能工作，不過像這樣借用別的地方，可以增加和人來往的機會。我都會盡量選在其他地方創作。由於是美術館，自然也有清潔阿婆。她喜歡我的畫，總是誇那幅畫不錯、這幅畫好看，表達一些感想。我從以前就喜歡這樣的清潔阿婆、雜貨店阿嬤，常常找她們聊天。

（10）畫完後，我會馬上把當天畫的作品寄去CURATOR'S CUBE畫廊給旅人看。我做美術相關的工作時，都會請他幫我看。後來他回覆：「這幅風景畫非常出色，你可以畫成一系列看看。」他總會針對我完成後不知該如何安排的畫作，提示接下來的方向。此外，我也寄給教我繪畫技巧的畫家角田老師看。他在回信中寫道：「畫得眞漂亮，整幅畫洋溢著朦朧的光輝，感覺像開悟了一樣。是遇到了什麼事嗎？（笑）」

（11）我去田地，遇到了地主日高。這個人脾氣好得不得了。自從在報紙的連載專欄看到我的文章後，他就很關注我的工作，聽說還去看我的推特。隔壁田的清水則大膽地向我提議：「既然你會寫書，下次乾脆寫跟田有關的書好了。我們這群種田的夥伴也想一起寫，當你的共同作者。」我曾帶家人來下田，最近因爲種田，和家人的相處方式也變了。尤其是小碧，不但拚命幫忙拔草，還說很好玩。在田地旁的廢屋裡，有隻野貓叫阿野，是最近認識的。

（12）下午七點回家吃飯，接了三通生命電話。跟畫廊的人商量下次的展覽。由於下次要出新專輯，之後和成員寺尾紗穗聊了一下，又和經紀人平川談專輯封面如何設計。講完後我覺得睏，就去睡了。

從前面的內容來看，我每天似乎過得很累。不過實際上，眞正見到的人少之又少，和朋友也大都是透過電郵或電話交談。

這不是受新冠疫情影響，我本來就是這樣生活。我的工作大部分以東京爲中心進行，朋友也以東京人居多，所以只能遠距工作，但這樣反而比較好。我要是去喝酒聚餐，不是會馬上疲倦，就是會愛上別的女人，捅出簍子。一夜情即使快樂，事後還是會疲倦，而且想到妻子也會感到內疚，陷入沮喪。二〇一〇年在東京時，我還會這麼做，不過現在已經學乖了。

現在我會實際見到的朋友，只有橙書店的久子、畫室的池澤小姐、清潔阿婆，以及種田的夥伴，跟他們講話的時間大都五分鐘左右，最長也不超過一小時。但光是這一天，和我聯繫過的人就有二十個以上，而且類型非常多元，包括文學、音樂、美術、田地、針灸診療所、調查商店、生命電話、汽車接送等。

對象的類型最好多樣化，不要重複比較有趣。類型越多，越能以不同的角度對話，讓新鮮空氣吹進心中，把多元刺激送入腦裡。而且工作在早上就結束，可以躺下來休息，實際接觸到的人也少，不會帶給我有如置身人群的不適感。這種與人來往的方式，是我目前覺得最適合體質的。

我不跟陌生人見面。除了以客人身分來我的脫口秀或看展外，私人會面一律拒絕。不過透過生命電話，還是能隨時聯絡到我。光是和陌生人在一起，我就會繃緊神經，累積巨大的壓力；但到了脫口秀，我這個主角只須暢所欲言，即使接觸人群也完全不累，甚至能得到滿滿的能量。秀結束後，我不會和主辦方聚餐，而是直接回旅館，找朋友一起去好奇的店喝一杯啤酒或葡萄酒。只要這樣就很滿足，可以帶著幸福的心情上床就寢。

躁鬱人執照初級的人，在鬱狀態時明明不見任何人，一到躁狀態又突然改變，一下子走進陌生的店，對店員滔滔不絕，一下子又想起以前的朋友，冷不防地打電話過去。像這樣胡搞鐵定會累。由於跟陌生人講話都是在精神飽滿的時候，一到鬱狀態就會完全變啞巴，要建立友誼也很難。因此躁鬱人要先切記一點，就是不跟陌生人見面，也不主動找陌生人攀談。

你要去陌生的店當然可以，畢竟會帶來新的刺激，不過請你只看貨架上的商品，或是只點菜單上有的東西，笑咪咪地默默吃完就好。千萬別找陌生店員閒扯淡，這樣不但會打擾對方，更重要的是你會很疲倦。總歸來說，不斷增加點頭之交是很重要的。**人際間的交流，是讓躁鬱人的不安定保持安定的關鍵**。

最後，我要針對躁鬱人的人際關係，分享一些訣竅。

首先，躁鬱人非常孤獨。這是你的選擇，你靠這樣讓身體放鬆。沒人在時做不了事，跟人相處時又得顧慮別人，難免感到疲倦。由此可見，要是爲了「爲何我這麼孤獨」而沮喪，實在很荒謬。不過，如果孤獨度過一整天，我們又會感覺無聊，很拘束。一旦沒和人交談，身體就會越來越不對勁。

這時，你必須採取一邊保持孤獨，一邊結交一百個朋友的策略。只要爲自己打造出明明很孤獨，卻不會感到孤獨的環境就好。

首先，第一個朋友很重要。這個人必須是你在鬱狀態和躁狀態都能見面的人。再來，即使交到一百個朋友，跟其中九十九個也完全別見面；如果眞要見面，一年兩、三次就好。只有一開始的第一個朋友是可以考慮每天見的。以我來說，就是橙書店的久子。希望你也能找到這樣的人。

身爲躁鬱人的你，或許現在正陷入低潮，但其實你也有過不是低潮的時光，當時應該有相處起來很自在的人吧？對有伴侶的人來說，伴侶可能就是這樣的存在。不過依照我的經驗，如果伴侶跟你在一起太久，也會產生輕微的躁鬱人傾向（躁鬱不僅是體質，也會傳染），有時可能無法客觀地面對你，所以還是需要別人。

這本書的責任編輯梅山，跟我有十年以上的交情，但他住在東京，無法每天跟我見面。他也是我無論躁或鬱都能見的朋友，但如果是同性，在鬱狀態中總覺得提不起勁見面。這時我比較想見異性，而且是不會當成戀愛對象的異性。如果是戀愛對象，可能會跟性扯上關係。我不是說不能做性行爲，只是這對腰部和心臟會造成負擔，一旦腰部和心臟承受負擔，就會陷入憂鬱，所以性行爲可以說是憂鬱的入口。既然我是每天接受定點觀測的人，還是別這樣比較好。原來性行爲是沒必要的嗎？我現在除了思考躁鬱人的未來外，也想深入探討這個主題，不過目前還找不到答案就是了。

如果能找到這樣的人，你的躁鬱生活將輕鬆不少。這時打電話找朋友聊也沒意義，因爲躁狀態會讓你滔滔不絕，講到對方疲倦不堪。以我來說，我決定每天寫十張稿紙，再把稿子寄出去，請別人幫我看。寫日記也不錯。每天拍些花的照片，或即興彈一首鋼琴曲寄出去，總之像這樣丟點東西給對方欣賞。直接用電話或見面傳達，只會令人厭煩，最好用寄信的方式，對方才能選擇看的時間。

如果找不到人怎麼辦？這時請別猶豫，直接聯絡我吧。雖然我無法每天接電話，不過可以找我商量信件的內容，然後用電郵寄給我。實際上也眞的有人像這樣寄稿子給我。但因爲我不會跟你見面，這只能當替代方案。願意每天跟你見面的人，應該至少會有一個才對。網友也沒關係，我們不必學非躁鬱人正經八百地說什麼網路上沒有眞正的友誼，儘管去認識朋友。

會實際見面的人只要一個就好。只要對象固定下來，就能以這個人爲中心，進展到下個階段。不管是愛好、興趣、想奉獻的目標，還是能發揮長才的地方，什麼都行，只要想做就放手去做。每到新的領域，你要回想交到第一個朋友時的感覺，並在每個領域中找出一個能讓你暢所欲言，每天收到你的獨白也不會擺臭臉，總是對你保持興趣的人。要做到這個地步可能有點難，不過想到接下來有努力的目標，不是也滿開心的嗎？

躁鬱症治不好，必須持續服藥，話雖如此，憂鬱還是照樣降臨。我們都這麼深信不疑，神田橋的話卻打破了這個迷思。治療治不好的病，不是很沒意思嗎？就是要病情逐漸有起色，才有滿足感，才會有夢想。沒錯，**躁鬱人只做有夢想的事**。

打破常識正是我們的使命。既然如此，大家應該團結起來，一起對付躁鬱症，並以正統躁鬱人應有的生存之道好好活下去，成爲後人的榜樣！所以我才會試著講述和人來往的方法。這些其他書上都沒寫，畢竟那些作者都把躁鬱症視爲不治之症，打一開始就放棄了這方面的論述。

和別人來往，比吃藥有效好幾萬倍。請把我的話當成處方，和別人來往看看吧。當然也別忘了好好珍惜自己的孤獨哦。

第十三章
通往躁鬱超人之路

這一章也從神田橋的話開始吧。

「最好別做不符合資質的努力。」

躁鬱人很容易去努力，這大概是因爲躁鬱人無法接受過於半吊子的自己。我們否定這樣的自己，並希望能像其他人一樣，可以更沉著冷靜地面對各種事物。我本身也會這麼想。

比方說，我以作家爲業，卻完全無法閱讀，即使勉強從右讀到左，不管讀幾遍腦袋都無法吸收。看說明書還可以，換作是小說之類比較抽象的內容，就只能舉手投降。

然而，我也寫小說，故事還比我讀不了的小說更抽象、更不知所云，所以這種書自然賣不出去，畢竟內容莫名其妙，賣不好是當然的。我也想寫出跟《挪威的森林》一樣淺顯易懂的小說，靠這賺錢，所以會看像是「如何成爲小說家」之類的書。因爲太丟臉了，原本是不想說的。那些書上寫了各種建議，比如大綱很重要，要不斷安排各種難關把主角逼到極限，還有動作場面如何拿捏等。我很喜歡這種分析寫法的書，不過當自己想嘗試時，卻完全做不到。

我腦中總會突然跑出不知該說是情景還是風景，反正就是有別於現實的景色。從別人的眼光來看，應該跟幻覺差不多吧。我就像拍照片一樣，用文字記錄下那些景色。內容沒有對話，全是描述，有時甚至連人物都沒出現。因爲我只是照實描寫，所以能不斷寫下去。雖然在小說入門的書上曾提到，比例上應該敘述占七成，對話占三成，但不管這個也沒差吧，反正自己是不符規格的人，用不符規格的方式來寫不就好了？可是，我仍舊會在意。

此外，這種教人如何成爲作家的書一定會寫，總之要多讀書，盡量讀，讀越多越好。讀越多書，你的底蘊就會越深厚，小說內容也會越豐富。所以名作要讀，爛作也要讀，讀完要了解爛在哪裡。反正多讀書就對了。書中甚至斷言，無法閱讀的人當不了小說家。

所以我才會讀不是嗎？但我就是讀不了。即使讀不進去，我每天依然勉強讀一小時。光用看的會馬上睡著，所以我也試著抄寫，結果第二天就厭煩了。這樣不行，以後該怎麼寫下去，我是怎麼搞的，明明靠寫作吃飯，卻一點也不像作家，作家能做的事都做不了，以後要怎麼工作，我是不是沒辦法靠這行吃飯……種種擔憂開始在腦中出現，等回過神時，我已經陷入憂鬱。

不過，我不會再這麼做了。這種在市面上流通的指南書，通常銷量不錯。賣得好很重要，代表有很多人讀。換句話說，這不是針對少數人寫的。所有指南書都是爲非躁鬱人而寫。

躁鬱人沒有指南書，而且我們一路走來也沒接受過任何指導，會不時擔心這麼做是否恰當，爲此惴惴不安。我們從來沒有標準答案能對，身旁沒人知道答案，也沒人針對躁鬱人的人生進行研究，所以我們才會不斷尋找能當指南的書。

請試著想像一下，寫了快三十本書的我，直到現在都還在書店裡拚命尋找跟生活、小說有關的指南書，或是如何度過憂鬱的書。不覺得很丟臉嗎？一般來說，應該多看像史蒂芬·金之類的小說，去了解娛樂的精髓才對。

可是我不一樣。那種書我完全讀不下去。講白一點，就是不有趣。再說，就算想寫那種小說，我也沒辦法寫，再怎麼努力也沒用，連一行字都擠不出來，只能帶著鬱悶的心情在書桌前掙扎。喔，這樣很有作家的感覺呢。雖然痛苦，還是勉強地寫，即使趕不上截稿日，還是死命地寫……大概就是這樣。

但另一方面，說到這本《躁鬱人的機智生活》，我每天只花兩小時就能寫出八千字。這也難怪，畢竟之前都沒人寫跟躁鬱人有關的文章，我本身也有好多話不吐不快。雖然曾痛苦到好幾次差點自殺，但自從發現〈神田橋語錄〉後，我現在也算練就一身求生的好本領，更因此累積許多想寫的內容。能每天不間斷地寫這麼多字的人，大概只有我吧。這是躁鬱人擅長的「過度落差」。

當時看到神田橋說，「最好別做不符合資質的努力」，我的心情變得很幸福。一直以來，每當我想著自己必須跨越高牆，就會感到痛苦；相反地，只要忽視重力，在高牆上垂直站立，四處奔跑，就會狀況極佳。由此可知，當我打破規則，隨心所欲，完全照自己的想法去做時，表現都會很好，而且完全不需要努力。

這本書也一樣。我毫無任何準備，光憑一句神田橋的話，就能得到足以寫出數十行字的靈感，簡直是如魚得水的無限版本。唯有在這種時候，我們做事才能順利。神田橋對努力的評論還太客氣了，我要進一步改良成——

「努力是大敵。」

我換成了更簡潔的說法。我決定避開所有跨過高牆的選項，貫徹只在如魚得水的狀態下工作和生活的原則。

雖然把書依序從右讀到左無法理解，但如果把書隨意打開到某一頁，不知爲何就能輕易地找到現在最想看的文句。所以我不斷買書，書架上排滿讓我好奇的書，卻幾乎沒有一本讀完。不過電影導演尚盧．高達（Jean-Luc Godard）的《電影史》倒是讀完了。這是他在大學上課的內容輯錄。像這種記錄別人發言的文章匯集而成的書，我好像就能讀完。另外，如果喜歡的作家有自傳，我也讀得下去。

所以說，如果弄成大學講義風格我就能讀，那也應該能寫才對。還有自傳，詳細描述從作品中無從得知的個人私事等，既然我能讀自傳，應該也能寫。這本《躁鬱人的機智生活》算是以大學講義的形式，詳細描述個人私事的書。這種寫法我不但擅長，讀了也開心，所以即使不看任何資料，不做任何準備，依然能寫個不停，結果只花了兩個星期，就寫出這種分量的內容。

我完全沒付出任何努力，每天早上四點起床也不用努力。我只會因爲起床後要馬上動筆，興奮到不想睡罷了。

每天寫八千字也不是靠努力，只是想一直寫下去而已。我甚至還想寫到兩萬字，但要是這麼做，第二天就會筋疲力盡。如果每天都能體會舒暢的心情，感覺不是更舒暢嗎？所以我會刻意保留一些力量，而這麼做也會讓我開心。光是想到明天又能度過這令人興奮的時光，感覺就非常棒。

我就這樣工作下去，慢慢變成只做自己想做的事。需要努力的工作，我一概拒絕。每次拒絕時，我都會詳細地說明理由，只要這麼做，大部分的人都會說「知道了」，從此不再寄信來委託工作。但偶爾也有人回我：「您的話很有意思，光這個理由就能當一篇稿子了。可以請您針對無法閱讀的理由，或是以『我的讀書法』爲主題，寫些文章嗎？」然後改變委託的內容。看對方委託工作的理由很隨便，就能猜到他是對我本身有興趣。

像這種對我們抱持興趣的人，也就是夥伴，正是我們要找的人。這種人對截稿日不太嚴格，慢一點也不會抱怨，但要記得在截稿前先知會一聲，把自己的理由（也就是藉口）告訴對方。對我有興趣的人其實對「有沒有好好做」不太在意，只要我寫的文章有趣就好。

有興趣的人遇上有興趣的對象，兩者一旦建立關係，就能產生獨特的環境，大大偏離一般工作的固定流程。這種「完全不努力」的方法，能讓你找到對你有興趣的夥伴，這是非常重要的技巧，請務必記起來。反正這麼做會讓身體變輕鬆，相信不用我提醒，大家也會牢記吧。

再來，我們回到神田橋的話。

「『好好做』『認眞做』的想法會帶來拘束感，一定要避免。」

這跟「努力是大敵」一樣。躁鬱人明明天性得過且過，卻總是觀察別人的臉色，窺探對方的心情，是一種矛盾的存在。而在工作時，躁鬱人也會壓抑自己得過且過的天性，順應別人的要求，老老實實、規規矩矩地去做。

然而，在溫順的外表下，我們其實暗藏想留下豐功偉業，想被稱爲世界頂尖的野心。爲了登上世界頂尖，躁鬱人會肯定努力的價值，認爲努力是不得已的。但這樣我們一定會感到拘束，嚴重的話還會陷入憂鬱。

這時不妨這麼想：

「你已經是世界頂尖了。」

我知道這樣有點糟糕，畢竟這種自詡爲世界頂尖的人，通常沒人會喜歡。不過爲了不去努力，我們必須這麼催眠自己。

躁鬱人是一群不把客套話當客套，信以爲眞的人，挺可愛的。如果現在提議：「把自己當成世界頂尖吧。」我想你一定會馬上接受。只要有任何一點「我可能做不到」的念頭，就會產生無謂的努力。躁鬱人唯有帶著自信行動，事情才能順利；要是稍有膽怯，一切都會受到限制，即使有出色的表現能力，也無法充分發揮出來。

你是世界頂尖，某種世界頂尖。沒人知道「某種」是什麼，可能連你自己也不曉得。這樣就好，反正你本來就不是在同一條路上始終如一的人。即使「某種」還沒被賦予名稱，你依然是世界頂尖。

所以周圍的人沒發現你的才華，也是理所當然。你是被埋沒的天才。正因爲遭到埋沒，就算周圍人對此渾然不知，你也千萬別發脾氣或誇耀能力。「你們怎麼都看不出我的厲害」這種話，都是怕自己沒能力的人才會說的。請放心，既然我們躁鬱人已經是世界頂尖，即使現在無人知曉，總有一天仍會展露鋒芒的。

所以說，只要放輕鬆就好。你要一邊在心中感覺世界頂尖的自己，一邊秉持眞人不露相的原則，帶著自信低調行事。只要懷著些許從容，專心做喜歡的事就好。既然是世界頂尖，就不需要努力，盡量把自己擁有的才華全部發揮出來，也不必老老實實地全照委託去做。神田橋曾寫過：「稍微脫離限制，能消除壓力。」稍微偏離委託的內容，另外提出別的構想，或許也不錯。

不管什麼事，一旦做過頭就會變粗俗。最好在心中提醒自己行事要從容優雅，這樣就能從頭到腳充滿力量，俐落暢快地行動。

你無疑就是某個世界的鈴木一朗，光是站在打擊位置上，經驗值就會不斷增加。不用練習也無妨，就讓我們不斷到外面，不斷累積行動吧。但要注意的是，你雖然是某個領域的鈴木一朗，可那是什麼領域沒人知道，就連你也不知道。所以當你工作時，有時會一帆風順，也有很多時候不如人意，甚至可能到死都沒人發現你的才華。

這就是躁鬱人的人生，不是大起就是大落，別指望能過得風平浪靜。

你眞正的價值，往往要到死後才會被世人看到。這是你的初期設定。如果你聽信非躁鬱人的戲言，妄想在有生之年獲得成功，就必須做你所不願的努力。你將無法得過且過，一輩子都要把每件事徹底做好。這種人生對躁鬱人來說，簡直跟坐牢沒兩樣，絕對要避免。與其坐困牢獄，我寧願曝屍荒野，也要選擇自己喜歡的人生。你越是用這種追求自由的心態做事，看在非躁鬱人的眼中就會越有意思，讓你的工作源源不絕。

工作不順利的人，可能無法把自己當成世界頂尖。自卑感只會引發憤怒，而憤怒是躁鬱人最該避免的情緒。對非躁鬱人來說，要讓平時靜靜沉睡的力量爆發出來，憤怒是必須的，但躁鬱人平常就能釋放這麼多能量，根本不需要憤怒，所以自卑感也是完全沒必要。總之，你要認知到自己是某種世界頂尖。這種事不必誇耀，在別人面前反而要低調一點，該表現時再表現。只要心中能想著自己最棒，當別人稍有微詞時就能放低身段，回應對方的要求。

到那時候，你將不再是躁鬱人，而是躁鬱超人。

成爲躁鬱超人會怎樣？你會感到非常輕鬆，不會身體僵硬，不會亢奮到打電話找人傾訴靈感，當然更不會像個蠢蛋一樣陷入沮喪，用頭去撞牆。

你會察覺到那個「某種」是什麼吧。一旦察覺到了，原本就是世界頂尖的你，便能用愉快的心情去實踐所有想法。

如果有人委託「某種」工作，你就能盡情發揮實力。當你用坦率的心情，坦率地去做「某種」工作，將會有最出色的表現，爲周圍人帶來極大的喜悅。即使成果和委託內容稍有出入，想必對方也能欣然接受那些有差異的部分。

爲了讓成果更好，非躁鬱人可能會指出一些不妥的地方。但因爲擁有世界頂尖的自信，讓你在面對那些聲音時，能以更輕鬆的心情聆聽，甚至還會懷念曾經那麼排斥聽從別人的躁鬱人時代。

你可能也會遇到別人對你發怒，但能立刻發現對方只是在焦慮，以「如不嫌棄，願聞其詳」的態度來面對。而在其他時候，你都能徹底發揮察覺到的「某種」能力，持續爲他人奉獻。躁鬱超人會帶來超乎想像的和平，這是你身爲躁鬱人所能達成的最終樣貌。

爲了這個目標，你也來試著放棄不符合資質的努力，放棄「認眞做」「好好做」

吧。總歸來說，我們要過得自由自在，隨心所欲。

接下來，神田橋又說了這樣的話：

「如果想過得自由自在，
可以多方嘗試以往沒做過的事。
每件事都淺嘗即可，
並且只做適合自己的事。」

目前在世界上既存的所有職業中，我們躁鬱人都不是世界頂尖。我們是來自另一個次元的某種世界頂尖，用現在的職業分類根本找不出來，所以要不斷嘗試不同的事物。一旦出現適合自己體質的事物，一定能馬上感覺到，就像聽到有聲音在響一樣。那就是路標，能帶你找到尋覓已久的「某種」。

你活在充滿非躁鬱人語言的世界，可能會對這種只能到處碰運氣的方式感到苦惱。如果你有這種困擾，請看看神田橋的另一句壓箱法寶。

「因爲陰晴不定是天性，
所以要重視『陰晴不定的生活方式能讓心情穩定』的法則。」

沒錯，我們就是陰晴不定。雖然乍看像是貶義詞，但既然這個詞存在於非躁鬱人的世界，能用就盡量用。總之只要說，「我是陰晴不定的人」就好。

我們要將自己定位爲陰晴不定的人，並且依照自己的想法，將關注的領域拓展至宇宙邊緣。如果覺得膩，大不了就放棄，反正你也不需要了。只要再找其他事情做，你的身體就會輕鬆，對你有好處。

神田橋給了我們提示：

「祕訣是要先帶著玩心做無聊的事。
從沒價值的事、沒用的事開始做起，
這樣即使半途而廢，也不會感到沮喪。
要是做了有意義的事，
當感到疲憊時，會捨不得中途停手，反而得不償失。

相對地，就算不斷做著沒用的事，

只要對治療有幫助，就不是沒用。」

讓每天都過得耳目一新吧。因爲你是某種世界頂尖，你一直走在尋覓「某種」的旅途上。

我們在旅途上越是前進，就離非躁鬱人的世界越遠，身體也會變得非常輕鬆。因躁鬱症發作而就醫的情形會越來越少，服藥量也會減少，甚至不用吃藥。只要在能力範圍內，想去哪就去哪。請不要停止探索，請不要以爲自己的人生僅止於此，有空的時候就來做些沒用的事，讓多樣化的風不斷吹進腦內吧。

神田橋也提醒我們：

「有想做的事而不去做，會產生壓力。

只要不犯法，什麼都可以嘗試看看。」

「遇到令你心動的事物時，就要勇於去接觸。

這一點很重要。」

我們的身體已經意識到自己需要新的刺激，而阻礙我們去追求的，是在非躁鬱人的世界待太久，變得硬邦邦的腦袋。盡量活得柔軟一點，順從身體的需求四處遛達，當個陰晴不定的人，隨心所欲去做任何不會觸法的事。請你用這樣的方式，每天幫身體澆澆水吧。

無法容忍你得過且過的人，遲早都會離去。遺憾的是，人類並非四海之內皆兄弟。這世上分成三種人，包括躁鬱人、非躁鬱人，以及對躁鬱人有興趣的非躁鬱人。我們很難跟純粹的非躁鬱人相處愉快，請打消想和他們交好的念頭。太靠近他們的話，甚至可能被欺負，最好盡量保持距離。

即使被討厭，也別歸咎於自己。你應該換個想法：既然都會被討厭，不如早點被討厭比較乾脆。就算做事虎頭蛇尾，想法天天改變，還是會有人對你產生興趣。如果是工作，就要跟這種人共事，不是的人就少靠近爲妙。

反正你就是陰晴不定，無法貫徹到底。要賺錢養活自己本來就很難，不過這倒是不成問題。

我們躁鬱人的目標是成爲躁鬱超人，找出自己是哪種世界頂尖。所以說，我們在憂鬱時死命思考「我是什麼」，總是快把自己逼瘋的行爲，也絕對不是錯的。那是尋找「某種」的旅程。如果決定要不斷地四處漂泊，之後就別回頭也別止步。只要能做到這個地步，相信你死後一定能成爲偉人（笑）。

如果人生是爲了這個目的存在，活著倒也沒那麼糟。只要過得有點充實，我們躁鬱人就會有「好幸福」的感覺。

順帶一提，雖然非躁鬱人不會陷入強烈的沮喪，產生「我眞不幸」「我完蛋了」「我好絕望」的念頭，但相對地，我們不時會產生「現在能活著好幸福」的感動，他們卻似乎沒有這樣的心情。

對我們躁鬱人來說，幸福就是能追尋某種事物，成爲採集狩獵希望的快樂獵人。能誕生在這個世界上，眞是太好了。

第十四章
實例：躁鬱人的工作經歷（坂口恭平的情形）

這門躁鬱大學的課程，差不多也要接近尾聲了。我透過神田橋的話產生許多想法，並在這裡分享。身爲躁鬱人的你，應該已逐漸意識到這不是病症，而是你的體質了吧。

一開始也說過，我一直到念小學的時候，都還過得非常健康。雖然也會不時陷入沮喪，或是有出人意表的舉動，但至少在高中畢業前，從來沒有臥床不起，每天都過得很快樂。

然而，在考上大學來到東京，開始獨自生活後，躁鬱的波動忽然變得劇烈。即使如此，我依然沒有選擇長期休學，或關在房內足不出戶。直到大學畢業考慮求職時，由於必須做不想做的事，束縛感變強，因而經歷了重度憂鬱。這是我有生以來第一次有想死的念頭。

許多躁鬱人在結束學生生活，開始工作後，躁鬱的波動就會明顯地變激烈。因爲找不到人商量，又想不出辦法解決，結果越拖越嚴重。每個躁鬱人在開始工作時必定會出問題，這話眞是一點也不爲過。

在本章，我們要來思考躁鬱人適合什麼工作，還有工作的收入大約多少。因爲我也不知道能否適用於所有躁鬱人，只好從自身經驗出發，談一談個人的看法。

當然，神田橋也會與我們同在。在〈神田橋語錄〉的最後，有留下對工作的建議。

「由於個性親切，容易博得他人好感，適合從事和人接觸的工作，比如跑業務、聲色場所、照護服務等。對照顧人、幫助人都很得心應手。」

需要親切待人的工作，都跟躁鬱人非常合拍。畢竟我們擅長觀察別人，馬上就能感知對方的心情，講出讓對方有共鳴的話，所以很容易討客人歡心。老實說，我自己就很想嘗試跟性服務有關的工作，因爲我眞的打心底喜歡幫女人服務。我甚至有一次向妻子提議，說想成立提供性服務的公司，但遺憾的是當下就遭到拒絕。不過我還是一直有種自己在從事服務業的感覺。

從早稻田大學建築系畢業後，我完全沒去找工作。那種和別人一起競爭，接受相同測試，努力爭取獲選的做法，實在不合我的個性，讓我完全提不起勁。即使如此，至少還不到餓肚子的地步。母親看我有好學歷卻不工作，也爲此感到悲傷。當時我已經隱約感覺到，那些人說的事我都不想做，要是做了我可能會自殺，所以一直堅持自己的想法。當時我和父母起了很大的衝突，不知道讓他們哭了多少次。

可是，我無法說出自己正爲躁鬱波動所苦，也不敢找身邊的人商量，因爲我完全不知道該從何談起。當時要是有《躁鬱人的機智生活》就好了。我始終孤軍奮鬥，不找人商量，也不去工作。但既然身爲躁鬱人，一定會有某種感覺。從以前我就不時感覺到，自己有能力帶給別人快樂。我一直在想，自己應該能做點什麼。

在寫大學的畢業論文時，我針對街友做了調查，並把調查成果彙整起來，拿到印刷廠印製成冊。那本書與其說是論文，更像是自製的精裝書。後來我靠這本畢業論文拿到一等獎。像這樣全靠自己從頭做起，不但不感到拘束，還會因爲做了自己想讀的書，心情非常愉快。

想成爲作家的念頭，在腦中朦朧浮現。可是我不知道要怎樣才能成爲作家，也想不到其他點子，結果就陷入嘴上說要當作家，卻不知道下部作品要寫什麼的窘境。我一方面忐忑不安，另一方面又意氣風發。

大約是在這個時期，我的躁鬱波動開始明確地分割成躁狀態和鬱狀態。當時我住在位於高圓寺、租金兩萬八千日圓（編按：台灣銀行目前日幣匯率爲〇．二三八）的廉價公寓裡，由於房間過於狹窄，只要待在房裡就感覺牆壁好近，充滿壓迫感，所以即使在鬱狀態，我也躺不下來，總是在外頭閒晃。

我不知道接下來該如何是好，心中忐忑無比，可是去工作又會感到拘束。我有能力，想以作家的身分活下去。音樂和繪畫我都喜歡，我想成爲能從事各種創作的藝術家，以此謀生。但想歸想，也沒有什麼具體的方向，房租還常常拖上三個月才交。當時能活下來眞是奇蹟，但不可思議的是，我並沒有留下痛苦的回憶。

好啦，既然沒收入也不求職，乾脆來打工吧。我決定找個打工的工作，也去面試了幾次，但不知爲何都沒被錄取。是因爲我有鬍子，衣服也很破舊的關係嗎？直到現在原因還是不明。我想，可能是太得意忘形了。我以躁狀態去面試的次數好像比鬱狀態多，或許當時瞳孔是放大的吧。

第一個接納我的地方是築地市場。還記得我去某場面試時，面試官是這麼對我說的：

「你雖然不合格，卻是個有趣的傢伙，去築地應該不錯吧。以前韓國籍的我也曾受到歧視，找工作處處碰壁。在走投無路時，是築地幫了我一把。你是個怪咖，一定找不到工作，畢竟面試官的職責，就是防止你這種人進公司。但築地不一樣，只要身體能動，像你這種人也一定進得去。」

躁鬱人吸收得很快，講白一點就是傻瓜。聽到面試官說了不像面試官的話，會忍不住照單全收。雖然他認爲這家公司不需要我，還是覺得我很有趣。我從對我有利的角度解讀了他的話，感覺很開心，充滿幹勁。

在那之後，即使到了三十而立，甚至四十不惑的年紀，每當面臨快要走投無路的局面時，這句無心之言依然會莫名地給我力量，幫助我撐過去。由此可知，在理解躁鬱人的非躁鬱人之中，有一定的人數成了面試官、打工處的上司，或是在喝酒時恰巧坐在隔壁的客人。躁鬱人會受到這種非躁鬱人的幫助，而他們也一定會成爲躁鬱人開始工作的契機。

我面試完後就去便利商店，打開刊登打工職缺的雜誌。上面只有一件跟築地市場有關，是中盤商在徵人。我打電話去問，對方竟然在電話中就決定錄用我，履歷也不必交，只要隔天凌晨四點直接去上班就好。當時我手頭上只剩兩、三萬日圓。於是我就這樣突然開始工作了。我跟父母說要去築地工作，他們都非常失望。自己的孩子是早稻田大學畢業，畢業論文還得了一等獎，現在卻到築地打工，這個事實讓他們很難接受。不過需要謀生的人終究是我，而且我也快走投無路了。我上班的地方是一家爲高級餐廳提供水果的店，叫「遠德」。

一大早來到工作地點後，也沒打什麼招呼，對方就叮嚀道：「你從今天開始就跟著我。我會介紹客戶，地點和客戶的長相都要記，還有每家進貨的價格都不同，你就看一個記一個吧。好啦，坐到大頭車後面，我們要出發了。」於是我的工作就開始了。大頭車全名爲「Turret Truck」，是市場專用的電動三輪車。大家在電視上應該都有看過吧，就是那種車。我搭著大頭車在市場內奔馳，把裝在車斗上的一箱箱水果，在指定時間送到指定的地點。市場到處都能臨停，什麼店的車都有，所以裝貨時不會搞錯訂單。

雖然作業流程實在太快，讓我有點混亂，但可以毫無顧忌地與人交談，也令我興奮不已。更重要的是，對我這個晨型人來說，早上四點開始工作是很愉快的經驗。這裡的環境和躁鬱人的躁狀態，可說配合得剛剛好。

不用說價錢，金額多少全用手勢溝通。水果快腐爛前最香甜美味，只要在當天打折賣，一定能賺上一筆，所以我會靠口頭和試吃來宣傳。這工作非常適合我。習慣以後，我就靠自己的判斷進行交涉，在不知不覺間，我已經開始負責把便宜的進口白蘭瓜，在快腐爛前以低價大量促銷了。躁狀態時的我能輕易取得別人的信任，和零售店的阿婆也有不錯的交情。還記得當時每天都很快樂，就像《天空之城》的巴魯一樣，有種成爲卡通主角的感覺。

薪水實拿二十三萬日圓，收入還算不錯，而三餐幾乎都靠築地的免費水果解決。後來父母告訴我，我在幼稚園的畢業紀念冊上曾寫過，「將來的夢想是當賣水果的人」。母親常對我說：「我在懷你時總是在吃水果。你還眞的很喜歡水果呢。」原來

跟他非常合得來，他也對我很有興趣。雖然名義上是心理諮商，大部分的時間都是在問我對什麼有興趣。

在交談的過程中，我想起自己曾經想當作家，就開始考慮要不要把手上的畢業論文拿去出版。可是我完全沒有這方面的人脈。

當時我還在築地工作，下午三點後就有空，便想利用這段時間去推銷。我對出版社一無所知，只好把作品拿給高中時要好的女同學看，問她去哪裡毛遂自薦比較好，她建議：「有家叫 Little More 的出版社，可能會願意出你的書。」於是我馬上打電話去問。要知道我只是默默無名的小卒，論文也不太像論文，更接近攝影集，而且我在攝影方面還是門外漢。對方表示這種作品不太可能出版，但畢竟是我親手做出的得意之作，便懇求對方至少抽空看一下。即使屢遭拒絕，但朋友推薦的出版社就這一家，所以我又打了好多次電話，打到編輯終於讓步，答應幫我看看。不知道是因爲運氣好，還是躁鬱人特有的話術太強，雙方才見面十分鐘，編輯就決定出版這本書了。

因爲我還在築地市場工作，不希望出版社以錢爲由取消出版，於是就跟出版社談條件，初版的一百萬日圓版稅我可以不拿，不過要把這筆錢挹注在印刷費用上，做出更好的成品。事情敲定後，中間又花了超過一年，才終於順利出版。我的論文能出版成書，都是託那位心理師的福。

在這段期間的築地市場，來自上司的欺凌恐嚇依舊不斷，我只好辭掉工作。不過要離職時，同事依然辦了歡送會，還把我抬起來往上拋。我在女裝酒吧裡一時興起，特地打扮成酒促小姐，熱情演唱華原朋美的〈I'm Proud〉。女裝酒吧的媽媽桑誇我很有天分，要我來這裡上班。酒吧的確算是服務業，我也知道自己的體質適合服務業，不過換跑道時我沒選女裝酒吧，而是去時薪更好一些的旅館當服務生。這一次，我成爲新宿華盛頓飯店會客室的服務生。

開始工作後，我很快就發現，在旅館做服務業和我的體質簡直一拍即合。而且我崇拜的繪本作家安野光雅老師，也常在這裡和編輯開會。我利用送咖啡的機會告訴他，從小我母親就買他的繪本給我看，我都看到滾瓜爛熟，而且我會想成爲寫書的人，也是受到他很大的影響。經理很生氣，說都這麼忙了還找顧客聊天，也不看對方是VIP貴賓安野光雅。但即使挨了罵，我依然很開心。

在旅館的會客室工作，我認爲賺多少是其次，只要能讓住宿客人心情舒坦，一切就值得了。我依照這個擅自訂下的信條，愉快地工作著。由於當時已經把作家當成志向，回家後想到明天還得繼續打工，難免會感到沮喪，但至少旅館的工作很適合我，甚至讓我萌生野心，希望未來能賺大錢當旅館大亨。

旅館的薪水跟築地差不多，工作時間也是從清晨到中午，因此我決定開始利用下午專心做自己的作品。這個時間表和現在的日程表有異曲同工之妙。我沒有繳年金，學貸也申請延後償還，撇開這兩點，生活倒還過得去。工作採輪班制，可以照喜歡的步調工作。一大清早沒人想上班，所以這個時段總是有空缺。

後來書出版了，雖然沒有引起話題，對我來說仍是一個奇蹟。報紙上也有介紹，書評還是我敬愛的赤瀨川原平（編按：日本前衛美術家、作家）老師寫的。不過我沒賺到錢。我把在旅館打工的收入存起來，準備到國外推銷我的書。大學剛畢業時，我常在躁狀態的驅使下，把自己的作品拿給各式各樣的人看，因而認識了旅居法國的中國籍策展人。他曾主動跟我說：「你很有意思。改天出書的話，記得來找我，到時我們一起工作吧。」

我首先拿出積蓄飛到巴黎跟他見面。他爲我介紹許多美術館的藝術總監和書店，並敲定隔年在比利時布魯塞爾的美術展展出我的照片。這都沒有報酬，而雖然是推銷書，Little More一毛錢也沒付，我也從沒要求他們付。

畢竟這是我自己想做的，所以要自己做，自己出錢。從那時開始，這個模式就一直沒變。我操著生疏的英語，周旋於各大美術館和書店，大家聽到我是自掏腰包從日本來的，都對我非常友善，許多書店訂了幾本我的書。倫敦我也去了。之後回日本繼續存錢，存夠了又去德國法蘭克福的國際書展。雖然全程都自掏腰包，根本存不到錢，不過像這樣推銷自己的得意作，與別人交流，還是一段很幸福的時光。看到在法蘭克福已經有人知道我的書，讓我學到推銷是越做越有成效。

當然這些都賺不了錢。即使巴黎的雜誌上有刊登幾頁報導，依然沒有任何收入。但就結果來說，至少我的書進了紐約現代藝術博物館 MoMA，讓希望有一天能在這裡展示作品的我如願以償。這是躁鬱人的獨門絕活：不管到哪裡，都能帶著作品四處推銷。不過在旅程中，我有好幾次陷入憂鬱。一想到人生總是這樣起起落落、渾渾噩噩，就一個人在飯店裡哭了。

不過回到日本後，我又迷上了旅館。華盛頓飯店的服務品質差強人意，讓我想轉去外商的旅館，於是就改到附近的東京希爾頓飯店工作。這裡跟我最合得來。因爲我是追求有笑有淚，不是只爲賺錢的服務，這間旅館可能恰巧符合我擅自設定的方針，所以才感覺合得來吧。

有個跟家人一起從澳洲來旅行的七歲女孩，偷偷在我耳邊說：「今天是媽媽的生日哦。」我就利用在築地採買水果時培養出的眼力，拜託主廚切了最昂貴的皇冠哈密瓜，再假裝成他們訂的餐點，免費提供給他們品嘗。當然客人回去後馬上穿幫，同事和經理都把我臭罵一頓。但既然要服務，開心一點不是更好嗎？

我在這裡也被那群肌肉男主廚欺負，不過他們在客人面前都會和顏悅色，所以我幾乎不去後場，只在會客室做外場服務人員。VIP貴賓中，有相撲力士貴乃花、已故演員松田優作的夫人松田美由紀女士等人，他們小費都給得很大方，我還曾經從醫院院長的遺孀手上一次拿到三十萬日圓。雖然規定一切收入都得上繳，但小費終歸是小費，當然要默默收進口袋了。我就是這樣存錢的。

在當服務生時，我曾經幫松田美由紀阻止她的兒子龍平和翔太吵架。後來我成立新政府時有機會見到她，就提起希爾頓的那件往事。她覺得很有趣，竟然讓我加入松田優作事務所（現在的OFFICE作）。但松田美由紀不知道如何掌控我這個莫名其妙的傢伙，也沒給我工作，最後是我主動離開收場，是一段很有趣的經驗。

我把在希爾頓收到的小費一點一滴存起來。當時我大約二十八歲，終於學會存錢，也還清了學貸，不過年金依舊沒繳。

在這段期間，我雖然出了一本名爲《零元房屋》的書，可是對下一本書的主題完全沒頭緒，過得很鬱悶。因爲去過國外也參展過，讓我以爲這或許就是身爲藝術家的另一面。就在這時，加拿大的溫哥華美術館問我要不要辦個展。原以爲是白費工夫的海外推銷之旅，在一年半後終於看到了成果。

我於是一面打工，一面在二〇〇六年於溫哥華美術館舉辦有生以來的第一場個展。除了得到三十萬日圓的報酬外，更重要的是我和溫哥華這塊土地很合。這裡有一群早年是嬉皮、現在事業有成的收藏家，會出資援助缺乏資金的藝術家，形成良好的正循環。在這個圈子裡，我這個躁鬱人受到很大的歡迎，令人一頭霧水、毫無道理可言的風格，在他們看來竟然「棒呆了」。

他們不只對《零元房屋》的照片有興趣，還問我有沒有其他作品，後來有人甚至殺到我在東京西荻窪的家。我的床底下有鬱狀態時無法外出而畫的畫。我把畫拿給那個人看，對方馬上買了下來。那幅畫是用墨水畫在海報大小的肯特紙上，以五十萬日圓成交，讓我的存款變成八十萬日圓。當我說還能再賣一幅時，氣氛似乎產生了某種化學變化。對方同爲收藏家的朋友也說要一幅，出價相同，讓存款又變成一百三十萬日圓。這樣就夠了。我於是把所有打工都辭掉。這一年是二〇〇七年，辦完個展的隔年。

我決定接下來要以作家、藝術家的身分繼續創作。不過該創作什麼好呢？我在這一點意外地拿不定主意。就在這時，幫我出版《零元房屋》的《朝日週刊》總編，因人事異動調到《AERA》，她請我寫篇文章，我就以當時遇到住在隅田川的鈴木先生爲主題寫了文章。因爲她說稿紙張數不限，我就放手寫了八千字，相當於這本書一章的字數，也是我一天寫的分量。我花一天寫完後寄給她。隔週，這篇橫跨五頁的文章登上《AERA》。稿費是八萬日圓，我給了鈴木先生一半。

大和書房出版社的總編看到這篇文章後，跟我說如果我能寫出單行本一本的分量，就來幫他寫。由於我是辭掉打工背水一戰，只好拚命寫，前後花了一個半月，寫了三百五十張稿紙。這是我有生以來第一次寫直接出書的稿子。我一天寫十張，把這當成日課。從那時開始，我就一直持續這個日課到現在。

之後和妻子結婚。妻子也辭去工作，準備做原創珠寶。然而就在離職當天，妻子得知自己懷孕，在她肚子裡的，就是後來的小碧。我們花一百五十萬日圓在溫哥華舉行婚禮，沒有收紅包。當時我和妻子的存款合起來，只剩一百五十萬日圓左右。妻子無法工作，我也沒有工作，唯一的希望就是剛寫好的書稿。夫妻倆都沒工作，積蓄僅剩一百五十萬日圓，妻子的腹中還有小孩。這就是我三十歲的寫照。

躁鬱的波動依然存在，不過跟獨自工作相比，陷入嚴重沮喪的情形似乎變少。工作也逐漸上軌道，讓我產生了自信。我還是不知道該怎麼賺錢，只能悶著頭繼續寫作和畫畫。雖然實際生活相當窘迫，但在這麼糟的情況下，心中留下的仍是快樂的回憶。

之後，我依然維持一天寫十張稿紙的日課。就這樣寫著寫著，慢慢開始接到寫書的委託。二〇〇八年，我的第一本書《TOKYO 零元住家零元生活》正式發表。這本書賣了一萬五千本左右，一本一千五百日圓，版稅抽一成，等於可以進帳二百二十五萬日圓。雖然有收入值得高興，不過寫書花一個月，出版花半年，版稅還得販售幾個月後才能入帳，所以也沒有太高興。

因爲需要更多錢，我也以這份稿子爲基礎寫了小說，書名是《隅田川的愛迪生》，由青山出版社出版。這本小說就完全賣不動。後來電影導演堤幸彥看了

《AERA》的文章，決定拍成電影，小說也因此成了原作，幫我賺到三百萬日圓。不過等這筆錢入帳時，已經是二〇一一年了……

寫書寫了一陣子後，我開始接到雜誌連載的工作，畫作也能賣到五十萬日圓了。還記得當時報稅的所得總額，二〇〇七年是三百五十萬日圓，二〇〇八年是四百五十萬日圓，二〇〇九年是五百萬日圓，每年都有小幅成長。然而這時的我依然沒有儲蓄的觀念。這也難怪，畢竟我過的是朝不保夕的生活，何時能拿到錢都不知道。孩子會成長，錢也只出不進，到了二〇〇九年，我淪落到手頭只剩十萬日圓的窘境。躁鬱的波動也在此時達到前所未有的高峰，害我差點沒命。即使都照著自己的想法去做，還是非常辛苦。我到這時才第一次去精神科就診，然後診斷出罹患了躁鬱症。

當時我三十一歲，小碧一歲，一家三口要生活，手頭只剩十萬日圓。我有產出作品，也得到一小群支持者，但憂鬱依舊不斷來襲，搞砸一切。

當我以爲已經山窮水盡時，高中同學說我的文章很有趣，想請我幫他的網站寫稿。說來有些難以啓齒，因爲是用在交友網站上，所以要寫成黃色小說的風格。稿費是一百萬日圓。我說我要寫，請他馬上匯款，他二話不說，隔天就匯了一百萬進來。

於是我又在快走投無路時撿回一命。雖然開心，我卻完全沒寫鹹濕文，立刻回去做自己的工作。坦白說，這根本形同詐欺，不過那個朋友直到現在都沒叫我還錢，甚至又花了五十萬日圓買帆布畫。他眞是我的救命恩人。

之後，我逐漸領會前幾章提過的那些技巧，並開始尋找適合自己的方法。從此，我就再也沒缺過錢了。

雖然不知道能不能當作參考，總之這就是我一邊跟躁鬱搏鬥，一邊靠實踐累積的工作經歷。到現在，經過幾番波折後，從二〇一一年到二〇一九年，我的年收入幾乎都維持在一千萬日圓上下，沒多也沒少。我不間斷地寫書、畫畫，以此賺錢餬口。書的版稅每年約三百五十萬日圓，賣畫的收入也差不多，雜誌連載和脫口秀的報酬則爲三百萬日圓左右。我就靠這些錢生活。

生了第二個孩子後，我保了儲蓄險，金額約八百萬日圓。這筆錢我完全不碰。因爲實在不會存錢，只好改用這種方式。現在戶頭裡有兩百萬日圓。雖然不知道世事會如何變化，我仍舊按照精心排定的日程表生活，完全不受世間潮流左右。無論遇上新冠肺炎、地震、經濟不景氣，我依然不動如山，始終過著每天寫十張稿紙、畫五張畫的生活。

躁鬱人要工作很難，要持續也很難，鬱狀態時會茫然失措，躁狀態時又會把錢敗光——這大概是絕大部分人對我們的印象吧。我們當然也有這一面，畢竟躁鬱人跟金錢可說是前世冤家。不過躁鬱人只要找對方法，一定能馬上進入狀態，勤奮工作。**如果躁鬱人明白工作目的並非賺錢，而是讓別人開心，工作時肯定會更投入。**

今天我試著談了非常私人的話題。這種能聽到個人經驗談的機會，應該很少才對。「知道」對躁鬱人來說很重要，只要知道就能馬上全盤吸收，不斷付諸實行。如果不知道，我們會一直遵循非躁鬱人的模式，身體也會越來越扭曲。

躁鬱人該如何工作？雖然我以自己為例，但我的經驗能不能成為更普遍化的通則？如果有，又會是什麼？在最後一堂課，我想針對這兩個問題進行講述。

順帶一提，我每個月的活動資金包含零用錢，是五萬日圓。妻子直接拿現金給我，不用其他方式。每天平均能花一千七百日圓左右。書籍用經費買，是另外算的，畫材也是。上個月的信用卡帳單金額，包含家人部分總共七萬日圓，這會算在我成立的公司 Kotorie 的經費裡。

大家可能以爲我現在是處於躁狀態，但誠如你們所見，我的錢並沒有亂花。躁鬱人很容易揮霍金錢。不光是錢，連性欲也會揮霍；因爲很想講話，連腦袋、喉嚨和舌頭也毫不珍惜，結果只換來疲憊。我以前爲了讓福島的孩童免費來熊本過暑假，曾自掏腰包付了好幾次錢，一次就兩百萬日圓。遇到朋友缺錢，也曾直接給朋友一百萬，連借據都不寫。不過這種事我現在不會再做，錢也用不到了。

第十五章 最後一堂課：給每個不同的你

終於要進入最後一堂課了。非常感謝大家認眞聽講。

我對躁鬱人的種種想法大致講完了，這都多虧〈神田橋語錄〉。正因爲受到神田橋的啓發，我才能擺脫以往只用躁鬱症定義身體狀態的迷思，產生身爲躁鬱人的自覺。我也因而察覺到，那些原以爲是病症的問題，其實都能靠自己的方式處理。我希望這門課能成爲契機，讓大家反思自身，並在接下來的人生過得更輕鬆、更愉快。

今天是最後一堂課，也代表我差不多該滿足了，講白一點就是快膩了。我要趁還沒膩之前趕快停筆，這也是對躁鬱人有益的處理方式。當你能這樣在有意或無意間處理問題時都帶著玩心去看待，心情就能變得更輕鬆。

這時的躁鬱人會變成純粹的好人。你能發揮所有長處，爲社會和周遭的夥伴服務。周圍的人會開心，你也會感到充實與平穩。你的創造力會更豐富，周圍的人也會非常滿足。看到別人的變化，你會覺得更幸福。躁鬱人一直在追尋什麼是幸福，這是因爲以前在人生中，你親身體驗過什麼是幸福，而且不只一次，是很多次。你知道眞正的幸福是什麼，所以才會那麼拚命，有時甚至激動落淚。但即使如此，你依然不肯放棄，不斷行動，也常因爲做得太過火，招來周遭的冷漠眼光。

所以我完全不想削除、壓抑你的優點。我透過親身體驗了解到，這世上確實存在著能完全保留優點，又不會弄壞身體的生存之道。那要怎麼做才行？畢竟這條路幾乎沒有前人走過，唯一的燈塔就是神田橋的話，而且就我的感覺，神田橋應該是非躁鬱人才對。在所有非躁鬱人之中，他大概是對躁鬱人最有興趣的，所以他的話才能成爲燈塔。可是那終究是燈塔，道路還是非得靠我們自己開拓不可。

但既然有燈塔，就代表我們已經看見道路的前方。躁鬱並非必須治療的疾病，而是身體最自然的狀態。

我們躁鬱人會過於顧慮他人，不惜嘗試固定身體，把自己變僵硬，以消除最大的特徵「容易轉移」，簡直就像爲了在社會上求生而變裝一樣。當然這本身是好事（因爲是過度表現對別人的體貼所致），不過原本的優點是要在變得坦率、以坦率的心情行動時，才能發揮出來。那要怎麼引出自己坦率的一面呢？祕訣很簡單，就是不做不想做的事，讓身體隨自己的心意行動。

接下來就讓我們一起思考，在各種狀態時要如何自處吧。

〈給躁狀態的你〉

躁狀態的你心情會非常好，凡事都往好處想，認爲所有風都是爲自己而吹。點子一個接一個迸出來，個個都有趣得不得了。只要一有點子，就會想立刻往外跑。即使想睡覺，腦中又出現新的想法，害身體醒過來。每個聲音聽在耳中都像詩句，還會押韻。冷笑話信手捻來，同音字想幾個都沒問題，而那些字在你的感覺中，可能還會交織出一個精采的故事。

恭喜你，這就是躁狀態的開始。對你來說，這是天賜的祝福之雨。迎向你的全是美好的事物，全是奇蹟。

不過要是保持這個狀態，你會把感覺到的一切立刻付諸行動。你的心情或許很愉快，但周遭人只會被嚇到。對躁鬱人來說，奇蹟是日常的一部分，可是對非躁鬱人而言，奇蹟一年有一次就好。如果讓非躁鬱人經歷我們的奇蹟大遊行，他們很可能會發瘋。這時就請你稍微發揮擅長的體貼，爲他們著想吧。

你超越了時間的觀念，不論幾點都想打電話訴說自己想到的點子，但超越時間的只有你，如果別人也這樣應付你，會弄壞身體的。這一點也得爲他們著想。你身邊的人大多是非躁鬱人，只有你是超越一切的奇蹟之人，請千萬別忘了。

首先，你要忍住不打電話。講白一點，對非躁鬱人來說，躁鬱人打來的電話只是一種打擾。即使你有奇蹟般的發明或發現，普通的非躁鬱人仍舊無法理解，只會叫你別在這時間吵他。難得有劃時代的大發明、大發現，最後卻淪爲別人的笑柄，換作是我也會感到遺憾、心痛，所以請不要打電話給非躁鬱人。如果有同爲躁鬱人的親友，就打給他們吧，他們無時無刻不在追求新發現，應該很願意當聽眾才對。

所謂的靈光一閃，本來就像一閃而逝的流星，常常講著講著就忘光了。這樣也很可惜。所以在靈感乍現時，你要先以人人都能懂的方式記錄成文字。只要讀這些文書，就算多少有點遲鈍的非躁鬱人，應該也能理解吧。沒人理解你，很可能是因爲文字化不順利；只要順利執行文字化，不管經過幾十年還是幾百年，你的靈感依然能成爲後人眼中的偉大事蹟。這樣明白了嗎？

「靈感」→「文字化」→「電話」。

請照這個順序做做看。如果想忠實傳達想法，文字化的過程會非常辛苦，使躁能量消耗大半。在文字化的階段，大部分無關緊要的點子會遭到淘汰，最後留在紙上的，都是精挑細選的出色靈感。總之，請先在這個階段傾盡全力。不管內容規模多大都沒關係，反正紙上談兵無所不能，盡量多去嘗試吧。

這時要做沙盤推演。需要多少經費、人力，需要什麼人才、場地，都得事先規畫。最好試做一份企畫書或估價表，項目列得越精細就越能實現。細節越多，會耗費越多躁能量，讓你逐漸恢復冷靜。在經歷稍縱即逝、漫無邊際的靈感噴發期後找回冷靜，對實現想法來說非常重要。即使再不樂意，你也得拿出「大人」的態度，冷靜地推動計畫。因此在文字化的階段，請你先當個熱血笨蛋，一股腦地寫個夠吧。

在這裡，我要先給你一個警告。請耐心聽仔細了。

在用掉大量的奇蹟之力後，你會感到疲憊，陷入憂鬱。當你飛得越高，跌入地獄時就會掉得越深。這後果雖然可怕，但你目前還不會感到恐懼。

這是因爲在躁狀態中，對一切恐懼都會麻木，所以你才能果敢地發動攻擊，或挑戰不可能的任務。事實上，世界也是因此才得以拓展。那我們該怎麼做？抑制力量就好了嗎？這些疑問應該會浮現在腦海裡吧，可惜這也是行不通的。抑制力量就會感到無聊，而無聊正是憂鬱的入口，所以盡情發揮力量才是上策。

這裡有個訣竅，就是把這股力量用在身上，或是人類以外的生物上。這樣一來，就能一直保持奇蹟之力。你現在是坦率的人類，跟依本能行動的動物沒什麼兩樣，彼此之間不會產生摩擦；但反觀其他人類，並沒有遵循自然而行動。唯有人類會建立社會、建造都市，過著充滿摩擦的生活。處在這種環境中，會磨損你的自然之力。也就是說，你一旦對別人使出躁狀態，便會陷入憂鬱。躁狀態只能對自己或其他生物使用，如果有感情好的家人或戀人，用在他們身上應該也會讓對方開心吧。

但不知爲何，我們很容易把躁能量用在別人身上。我想這可能是因爲在非躁狀態時，我們總是感覺到和別人之間的摩擦，才會想趁躁狀態時把所有摩擦一掃而空。然而事情並不順利，想完全消除有摩擦的事物，結果卻產生更多摩擦。水只能在可以流動的地方流動，一旦到了沒水流的地方，最後就只能乾涸。還是打消這個念頭吧。

把躁之力用在自己身上，就是文字化。完成文字化後，你的躁之力應該就已消耗殆盡。除非還有力氣想傳達出去，才能進一步考慮打電話。雖然你有勇氣把手機裡的號碼全打一遍，不過打越多只會讓你越憂鬱，所以在打電話上也得下一番工夫。躁之力非常寶貴，不必去抑制，重要的是別搞錯釋放能量的對象。

你想到的點子，大概只有一個人能理解。翻開過去的文獻，這種例子可說不勝枚舉。從古至今有多少發明、發現，新哲學、新藝術誕生，卻往往沒人理解，縱使有也幾乎不超過一個。畢卡索的〈亞維農的少女〉是立體主義的傑作，在一九〇七年就完成，卻拖到十年後的一九一六年才公開展覽。現實就是這樣，連畢卡索都無法倖免，所以沒人理解你的點子也很正常。啊，不過這就代表你現在跟畢卡索一樣天才吧。這點我懂，因為我也有類似的經驗。沒關係，你就盡量想吧，只要不說出來，想什麼都行。反正獨樂樂又沒害處，放膽去想吧。只要不說出去，就算再怎麼得意忘形，也不會有人批你自作多情。

能理解你的人只有一個，甚至可能連一個也沒有。想到沒人懂你，感覺很難受吧。如果有一個懂你的人，就趁現在決定好。對方是誰？請從手機電話簿的號碼中，挑出那唯一懂你的人。要打電話給對方也可以，不過要記得先這麼說：

「我想到一個點子，也試著寫了下來，可以請你幫我看看嗎？我想讓這個點子變得更完善，所以你有什麼想法都可以告訴我。」

簡單來說，就是建立作家和編輯的關係。請找到你的編輯。不必重新再找，這樣太麻煩了，在人生路上遇到的人之中，總有一個會懂你吧。躁鬱人會反覆進入躁狀態，每次都一有想法就採取行動，而在行動的過程中，上天會安排你遇見那唯一懂你的人。請打電話給那個人看看。

以我爲例，我有兩個懂我的人，分別是橙書店的久子，以及這本書的責任編輯梅山。無論我何時打電話去，他們都不會生氣。雖然睡覺時不接電話，至少醒著都會接。我有事先對他們說：「即使在躁狀態時到處打電話，把好點子分散出去，也換不到幾個錢，所以我決定只打電話給你。」

我很確定，現在之所以憂鬱時也能繼續工作，都是多虧有這些懂我的人。我在其他領域裡也有不同的知音，關係都非常穩固。躁狀態的我在靈光一閃時，這些人不會笑我想太多。這就是我能以非常健全的身心進入躁狀態的原因。在這裡不會跟他人產生摩擦。躁鬱人在躁狀態時會憤怒，都是因爲跟不了解我們的人產生摩擦所致，而這股怒意會將躁鬱人推進更深的憂鬱。

你還是初學者，不必過於焦慮。請從目前身旁的人中，選出那唯一懂你的人，找到那個人後，應該就能順利駕馭躁狀態了。

躁狀態的特徵之一，就是你會想遇到各式各樣的人。與其說是想遇到，不如說是想找到懂你的人。你會表現得活潑積極，大秀優點，藉此吸引別人注意，尋找欣賞你的人，而且對同性和異性都是如此。只要覓得一個知音，就不必再繼續找，以免浪費過多心力。

其實有很多人在躁狀態時，都把大部分的能量耗在尋找知音上，無法有效率地進行創造性活動，因爲他們找到懂自己的人就滿足了，懶得採取更進一步的行動。這樣非常可惜，所以最好從一開始就設定好知音。一個人就好，然後把你的靈感只告訴那個人。記得要先以文字交流，之後再用電話詳談。對方應該會建議下次怎麼做比較好，你也一定能回報這個編輯更好的成果，好到遠超乎他的想像。你就是這麼了不起。所以別忘了找個懂你的人，和那個人祕密進行驚天動地的大計畫吧。

此外，也有人一進入躁狀態，就會把錢花光光。我以前也是這樣。後來試著研究自己，才知道這跟找知音的情況類似。說到爲什麼把錢花光，就是因爲明明沒錢卻自以爲有錢。當你問自己躁狀態時是花錢開心，還是存錢開心，會發現看著存款增加會更開心。錢存得越多，反而越不想花。再說，進入躁狀態後，我們會變成無所不能的奇蹟超人，原本想買的東西都能自己做出來。

爲了滿足物欲和占有欲，我們會開始動手做。想要昂貴的手工毛衣，就自己打一件；想要可愛的玻璃器皿，就向倉敷的玻璃工匠拜師學藝，親手做出玻璃花瓶；想要十九世紀流行的造型腸弦吉他，就花五個月從頭打造一把。花費應該不到一萬日圓，而且我發覺自己親手做出來後，不但能消除物欲和占有欲，還會開創新的世界。大家如果有想要的東西，也來自己做做看吧。即使不成功也沒關係，光是做的過程，就能把單純滿足物欲的行爲，轉化爲創造其他事物的行動。

我把親手做的物品拿來販售，如今已成了收入來源之一。比起花錢，躁鬱人其實更愛存錢。爲了省錢，我用便宜的方式親手蓋房子，蔬菜也是自己在田裡種出來的。**把物欲變成創作欲並創造事物，才是躁鬱人更擅長的**。

知音和金錢，只要解決這兩方面的問題，剩下的都無關緊要。躁狀態時，你會想不求回報地善待別人。你可以盡情這麼做，但和別人的接觸一多，摩擦也會變多，讓你越來越接近鬱狀態。請切記。

現在我即使處於躁狀態，也不見任何人。雖然和久子每天見面，和梅山也會每天通電話，討論稿子的內容和未來的方向，但除了這兩人外，我一律不見。我知道躁鬱人越跟人見面，會損耗得越厲害，於是就實際嘗試不和人見面，結果發現這樣很適合我的體質。**沒有摩擦就不會憂鬱**。距離上次陷入憂鬱，已經二百五十二天了，我還是完全沒憂鬱。希望大家能透過這個小經驗，了解到跟人見面對躁鬱人來說，是多麼白費力氣的事。

不過我不會阻止你跟別人見面。你想怎麼做隨你高興。如果不想陷入憂鬱，只要創造出能讓你每天除了知音外，不會見到其他人的環境就好。躁鬱人根本不必待在會受到批判的環境。雖然一味地盲從不好，不過還是要認眞讓知音了解你，把對方的忠告聽進去，每天不斷精進技術。只要持續這麼做，就不會陷入憂鬱。

我和家人也會保持一定的距離。因爲在家工作，每天都會和妻兒相處，不過在下午一點到五點的時段，我一定會獨處。他們習慣晚睡，所以我晚上九點會留下他們，自己鑽進書房的棉被就寢。還有早上四點到九點，我也會獨自工作。見面和不見面的時間交錯，營造出鬆緊有致的感覺。我會和家人共度開心的時光，也會請他們給我獨處的時間。家人一樣是他人，基本上依然有害，心裡最好有個底。反正別直接對他們說就沒問題。只要做好心理建設，就不會發生爭執，憤怒的情況也會確實減少。

由於躁鬱人就是這種調調，所以講白了，去公司上班對躁鬱人而言，根本是不可能的任務。每天和認知模式不同的人待在同一個地方，做同樣的事，不憂鬱才怪。但話雖如此，還是有人不得不去上班吧，這樣的人就別奢望要避免憂鬱了。反正橫豎都會憂鬱，專心思考怎麼應付比較實際。

如果是我，我會先做有限度的打工，趁這段時間存錢，再用存款成立公司，開始一個人工作。這是我走過的路。

如果借貸，之後一定會出問題，請各位躁鬱人要堅持不借錢的生活。積蓄能帶來喜悅，借貸則是憂鬱的巢穴。即使拿「沒辦法，都是爲了公司」當藉口也沒用，憂鬱是很誠實的，會透過你眞正擔心的事悄悄逼近。請千萬不要借錢。

躁鬱人看起來總是過著驚滔駭浪的人生，但其實非常渴望安定的環境。我們需要伴侶。如果你是希望一個人愼重又堅強地活下去，勸你還是放棄這個夢想，趕快找個伴吧。如果是躁狀態，應該能馬上找到才對。要選擇懂你的人當伴侶，遇上會吵架的對象要馬上離開，不然會讓情況變嚴重。情緒化又沒耐心的人，會使你的躁鬱波動變激烈，要選就選性格溫柔、不會爲小事生氣的人。如果同爲躁鬱人，雙方會容易起衝突，最好不要。能理解躁鬱人的非躁鬱人是最理想的。

由於躁鬱人不太會照顧別人，伴侶最好能提供各方面的照料，但如果單方面接受照顧，又會被嫌棄。我們可以趁躁狀態的時候，用樂在其中的態度幫忙做菜、洗衣服或打掃。當初我做家事的目的，只是爲了在推特炫耀，不過我的確有做那些家事，所以妻子也沒怨言。我做這些，表面上是爲了家人，實際上完全是工作的一環，畢竟我連料理書都出了。但目的是什麼都無所謂，只要做了家事就等於幫助家人。要像這樣把目的移花接木，又不會惹怒家人，的確需要花上一番心思。

基本上，躁鬱人就是要避開人群，跟知音低調過日子。如果想到點子，必須在實際行動前先文字化，等待知音的判斷。平時可以透過電話、電郵，還有我會用的推特過濾器，去跟各領域的人接觸交流。我們要明白直接和人見面是有害的，也要記得儲蓄比消費更有快感。

可以試著從每月存三萬日圓開始。你會發現追求的其實是平凡安定的生活，天馬行空在腦子裡就夠了，行動越簡單越好。一旦心變得從容，就能眞正爲別人奉獻一切，工作上也能獲得成功。在公司上班到一定年齡後，可以考慮辭職自創公司，而且要知道借貸是非躁鬱人的專利，千萬別碰。接下來只要和善體人意的伴侶慢慢耕耘，大部分的事都能靠躁之力搞定才對。

〈給不躁也不鬱的你〉

有人可能現在不躁不鬱，剛好處於中間狀態。我對你們沒有任何建議。如果上個階段是躁狀態，再來就會進入鬱狀態；如果是鬱狀態，再來就是進入躁狀態。這兩者間的過渡期，是不折不扣的幸福時光，你的心情會變得非常坦率，就照自己的想法盡情活動吧。

唯一要注意的是身體疲勞會引發憂鬱。不過只要一天躺上三回，刻意讓自己休息就沒問題。喝酒聚餐會讓你先變躁後變鬱，我覺得沒必要。請試著和重要的人一起享受悠閒時光。傍晚時洗個澡會非常舒暢，心情也會更輕鬆。

雖然靈感可能不足，不過這時剛好能讓你用來輸入。躁鬱人平常總是輸出太多，幾乎沒時間輸入，所以大可利用這個好機會，安靜地坐下來看本書。基本上該說的我都說完了，接下來請好好品味這段時光吧。

〈給鬱狀態的你〉

最後我想送一些話，給正在受苦的你。

你很難受吧？請不要對自己太苛刻。你一點錯也沒有，只是自認有錯。我懂，畢竟我有好幾百次相同的經驗。我也很清楚，你正喊著「好痛苦，快來救我」，所以，請至少聽我一次。

首先，躁鬱人在鬱狀態時一定會攻擊自己，百分之百會。你也是，旁邊的同學也是，站在講台上的我當然也不例外。大家都會攻擊自己，用的還是同樣的話語。

「你這種人死了最好」「爲什麼不能和別人一樣？」「這麼簡單的事都不會」「不管到哪裡、不管做什麼都不會順利的」「你的人生完蛋了」「乾脆放棄吧」「去死」……掛在你嘴上的，都是這樣的話吧？請先確認這一點，因爲我也會對自己說如出一轍的話。憂鬱時否定自我是自動產生的反應，就跟感冒時會發燒一樣。

首先要注意的是，當人處於鬱狀態時，不會發現自己肚子餓了。我知道你會說

「我肚子才不餓」「我不想吃」，但經過長年的研究，已經證實那些想死的人，都有好幾個小時沒進食了。你就當作被騙一次，先吃點東西看看吧。那要吃什麼好呢？

只要是愛吃的東西都好。愛吃大福麻糬就吃大福麻糬，愛吃漢堡就吃漢堡，愛吃烤雞肉串就吃烤雞肉串。雖然你覺得身體很難受，但其實還能動，這一點我在前面就提過了。最近也有 Uber Eats 等外送平台，不用出門也有得吃。除了叫外送，既然身體能動，出去打牙祭也可以。如果有朋友住附近，請他們幫忙也不失爲一種辦法。

還是沒辦法吃嗎？眞拿你沒辦法。我來教你不出門就能改善心情的方法吧。

想死的人身體都會發冷。所謂的鬱狀態，同時也是心臟活動遲緩的時候。心跳變慢，就代表血液循環不佳。請摸摸看足部、腹部、腰部一帶，檢查體溫有沒有變低。只要讓身體溫暖，想死的念頭自然就會消失。不過光是這樣，還不足以消除憂鬱的痛苦和自我否定的衝動就是了……

你也可以泡個澡看看。要是覺得麻煩，在臉盆裡放熱水泡泡腳也很舒服。不然就把毛巾弄濕，用微波爐加熱，像美容院一樣做熱毛巾，擦拭身體，就算只拿來敷在臉上，感覺也很棒。如果有薄荷、柳橙等喜歡的精油味道，拿來擦在脖子上會更舒服。也可以拿牙籤戳一戳身體僵硬的地方，一樣很舒服哦。

另外還有一招，就是將雙手手指張開，貼在頭頂的中分線上，像SPA做頭部按摩般按壓頭皮。這裡被稱爲黃金點，洗頭時很容易忘記，是一個能讓人非常舒服的地方。

再來也可以試著躺下，以最大限度的想像力想像心臟休息的樣子。只是閉上眼睛就行，反正也睡不著，但不要因爲睡不著，就馬上起身在房內亂晃，或是邊躺邊用手機上網搜尋「躁鬱／克服」等關鍵字。

你不是想快一點擺脫憂鬱嗎？搜尋越久，憂鬱就拖越久；起身越久，憂鬱就拖越久。總之要閉上眼睛，好好躺著。搜尋越頻繁，你會越焦慮、越激動、越動腦。用派不上用場的頭腦思考，妄想會變嚴重。總之請不要搜尋，這樣做只有壞處。憂鬱時就把《神田橋語錄》拿出來看，不然就看這本《躁鬱人的機智生活》吧。

其實這些事大可不必做，應該把大部分時間拿來躺著。躺著就會好，躺越久就好越快。憂鬱的訊號本來就是要身體休息，說穿了就是這樣。如果不發出否定自我的訊號，你一定又會馬上振作起來，開始活動。身體深知這一點。

雖然你現在認爲自己不會這樣，但狀況好的時候，你可是天底下最得意忘形的傢伙。雖然你現在態度謙恭，一日三省，表現得活像全世界最內斂的人，但其實是某種世界頂尖。要是身體說你很健康，你一定會馬上跑得不見人影，根本不會好好休息，所以身體只好變得否定自己。

你的人生並非一無是處，我想你應該知道。只是當你恢復精神後，要是對你說：「你憂鬱時好努力在反省喔……現在感覺怎樣？」你八成會回答：「喔，那時候啊！好像是因爲憂鬱才那麼說的。其實也不必講得那麼過分啦。現在我很好，一點問題也沒有。我就是我，就算有些地方不好，那也是我的一部分。」這是當時錄下的影像，請你看一下。對吧，你有說吧？你確實說了。

換句話說，現在的反省和否定，在狀況好的你看來似乎無關緊要。無論再怎麼反省，對以後的你一點用處也沒有。雖然很遺憾，但還是請你停止反省，乖乖躺著，也不要上網搜尋，要看就看神田橋或坂口的話吧。

就算思考今後要如何活下去，也只會得到錯誤百出的結論，還是別想了吧。現在要把休息當成工作，從朝九躺到晚五，躺完後，從五點開始做自己想做的事。如果想偶爾沉浸在煩惱中，就訂五點到七點這兩小時來煩惱吧。但晚上九點就得睡覺，就算睡不著，只要閉上眼睛休息就能騙過身體，請充分活用這一點。

非常謝謝你們來這所大學上課。
對我來說，這門課就是我最大的幸福。

躁鬱大學校長　坂口恭平

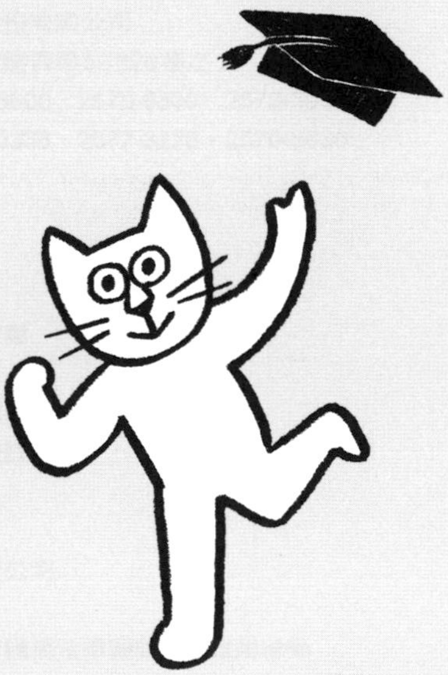